U0821603

140-1

2024全国中医执业医师
资格考试模拟试卷（一）

（医学综合笔试部分）

第一单元

考试日期：20××年×月×日

考试时间：9：00～11：00

考生姓名：________

准考证号：________

考 场 号：________

中国协和医科大学出版社

北 京

A_1 型选择题

答 题 说 明

每一道考题下面有 A、B、C、D、E 五个备选答案，请从中选择一个最佳答案。

1. “肝阳上亢” 属于下列哪一项概念
   A. 症状
   B. 疾病
   C. 体征
   D. 病因
   E. 证候

2. “热者寒之” 所体现的阴阳关系是
   A. 阴阳交感
   B. 阴阳互根
   C. 阴阳对立制约
   D. 阴阳消长
   E. 阴阳转化

3. “金破不鸣” 是指
   A. 久病失音
   B. 少气
   C. 肺虚咳嗽
   D. 抑郁太息
   E. 肾虚作喘

4. 舌淡胖大润而有齿痕多见于
   A. 肾虚
   B. 脾虚
   C. 风痰阻络
   D. 寒湿壅盛
   E. 湿热痰浊

5. 具有宣畅气机、清利湿热功用的方剂是
   A. 平胃散
   B. 二妙散
   C. 三仁汤
   D. 八正散
   E. 五苓散

6. 下列各项中，不属于肺生理特性的是
   A. 肺为华盖
   B. 肺为娇脏
   C. 肺气宣发
   D. 肺气肃降
   E. 肺朝百脉

7. “气之本” 指的是
   A. 肝
   B. 心
   C. 脾
   D. 肺
   E. 肾

8. 具有 “主肃降” 生理特性的脏是
   A. 肝
   B. 心
   C. 脾
   D. 肺
   E. 肾

9. 以下脏腑关系中，主要表现于血液运行与精神调节等方面的是
   A. 心与肺
   B. 心与肾
   C. 心与脾
   D. 心与肝

E. 肺与脾

10. 面色苍白，时而泛红如妆，可见于
A. 亡阳证
B. 阴虚证
C. 肝胆湿热证
D. 戴阳证
E. 实热证

11. 具有“壅遏营气，令无所避”作用的是
A. 肝
B. 脉
C. 脾
D. 髓
E. 三焦

12. 心的“外华”是
A. 发
B. 爪
C. 毛
D. 唇
E. 面

13. 五志相胜，怒所胜的是
A. 喜
B. 思
C. 悲
D. 恐
E. 惊

14. 下列被称为“元神之府”的是
A. 脑
B. 髓
C. 骨
D. 脉
E. 胆

15. 炙甘草汤的功用是
A. 益气滋阴，通阳复脉
B. 益气健脾，养阴润肺
C. 益气健脾，养血柔肝
D. 补脾益肺，宁嗽止血
E. 健脾益气，补肺宁嗽

16. 头发呈斑片状脱落的临床意义是
A. 气血两虚
B. 肾精亏损
C. 久病体弱
D. 血虚受风
E. 血热

17. 具有营养全身和化生血液作用的气是
A. 元气
B. 宗气
C. 营气
D. 卫气
E. 脏腑之气

18. 精血津液的生成及其相互转化依靠气的
A. 推动作用
B. 温煦作用
C. 防御作用
D. 固摄作用
E. 气化作用

19. 有“悍气”之称的气是
A. 元气
B. 宗气
C. 营气
D. 卫气
E. 脏腑之气

20. 奇经八脉中被称为“阳脉之海”的是
A. 督脉

B. 任脉
C. 冲脉
D. 带脉
E. 维脉

21. 绕阴器的经脉是
A. 足厥阴经
B. 手厥阴经
C. 足少阴经
D. 手太阴经
E. 足太阴经

22. 六淫致病，具有发病急、传变较快特点的邪气是
A. 风邪
B. 寒邪
C. 湿邪
D. 燥邪
E. 火邪

23. 食积内停的脉象是
A. 滑脉
B. 弦脉
C. 洪脉
D. 濡脉
E. 沉脉

24. 易发生风温的季节是
A. 春
B. 夏
C. 长夏
D. 秋
E. 冬

25. 下列七情致病影响脏腑气机的表述，不准确的是
A. 思则气结
B. 恐则气乱
C. 怒则气上
D. 喜则气缓
E. 悲则气消

26. 两经和两经以上病证同时出现的发病类型是
A. 感邪即发
B. 徐发
C. 继发
D. 合病
E. 并病

27. 经前乳房胀痛的临床意义是
A. 胃气上逆
B. 肺气失宣
C. 心气不足
D. 肝郁气滞
E. 肾气亏虚

28. 表情淡漠，喃喃自语的临床意义是
A. 痰湿困脾
B. 痰湿阻肺
C. 痰火扰神
D. 痰蒙心神
E. 痰气交阻

29. 阴寒之邪壅盛于内，逼迫阳气浮越于外的病机变化是
A. 阴盛格阳
B. 阴损及阳
C. 阳盛格阴
D. 阳损及阴
E. 阴盛耗阴

30. “益火之源，以消阴翳”体现的治则是
A. 阴病治阳

B. 阳病治阴
C. 热者寒之
D. 寒者热之
E. 阳中求阴

31. 下列各药中，入汤剂宜包煎的是
A. 砂仁
B. 沉香
C. 磁石
D. 五灵脂
E. 天南星

32. 善于治疗夏季感寒饮冷、发热恶寒、头痛无汗的药物是
A. 麻黄
B. 桂枝
C. 紫苏
D. 生姜
E. 香薷

33. “十九畏”中，人参“畏”的是
A. 三棱
B. 朴硝
C. 硫黄
D. 五灵脂
E. 密陀僧

34. 地骨皮配桑白皮适用于治疗
A. 小儿疳积
B. 肺热咳喘
C. 咽喉肿痛
D. 疟疾
E. 温病后期

35. 黄土汤的功用是
A. 温脾散寒，涩肠止泻
B. 温阳健脾，养血止血
C. 温肾暖脾，渗湿止泻
D. 温中散寒，益气健脾
E. 温阳健脾，益气摄血

36. 羌活与独活均能祛风解表，胜湿止痛，其区别点是
A. 独活为“风药中之燥剂”，羌活则为“风药中之润剂”
B. 羌活的解表力弱，独活的解表力强
C. 羌活能够治疗阳明头痛，独活能够治疗少阳头痛
D. 独活善于治疗半身以下的寒湿痹痛，羌活善于治疗半身以上的寒湿痹痛
E. 独活既可治疗风寒表证，也可治疗风热表证

37. 广藿香与豆蔻均具有的功效是
A. 化湿
B. 健脾
C. 解表
D. 止泻
E. 止血

38. 治疗寒湿痹证，骨节疼痛，应选用的药物是
A. 附子
B. 干姜
C. 高良姜
D. 细辛
E. 吴茱萸

39. 既能杀虫，又能润肺止咳的药物是
A. 贯众
B. 槟榔
C. 榧子
D. 花椒
E. 雷丸

40. 具有凉血止血散瘀功效，尤善治尿血的药物是
A. 白茅根
B. 小蓟
C. 血余炭
D. 地榆
E. 茜草

41. 桔梗、枳壳同用的方剂是
A. 普济消毒饮
B. 参苓白术散
C. 蒿芩清胆汤
D. 血府逐瘀汤
E. 清瘟败毒饮

42. 具有行血补血、调经、舒筋活络功效的药物是
A. 丹参
B. 益母草
C. 鸡血藤
D. 郁金
E. 玄参

43. 玉竹的功效是
A. 养阴润燥，生津止渴
B. 滋补肝肾，生津止渴
C. 养阴润燥，清肺生津
D. 补气养阴，健脾润肺
E. 滋补肝肾，凉血止血

44. 既能清热燥湿，又能泻火解毒，尤善治疗痈疽疔疮的药物是
A. 决明子
B. 生地黄
C. 大血藤
D. 黄连
E. 马勃

45. 自汗、盗汗的临床意义是
A. 津血不足
B. 阳气亏虚
C. 阴液亏虚
D. 气阴两虚
E. 气血两虚

46. 善于治疗巅顶头痛的药物是
A. 羌活
B. 辛夷
C. 藁本
D. 紫苏
E. 荆芥

47. 苇茎汤的功用是
A. 解表散寒，温肺化饮
B. 清肺化痰，逐瘀排脓
C. 辛凉宣肺，清肺平喘
D. 降气平喘，祛痰止咳
E. 宣利肺气，疏风止咳

48. 具有止泻止痢、止带功效的药物是
A. 秦皮
B. 诃子
C. 莲子
D. 椿皮
E. 芡实

49. 治疗胃肠实热积滞引起的高热、神昏谵语，应选用的药物是
A. 甘遂
B. 火麻仁
C. 郁李仁
D. 牵牛子
E. 大黄

50. 下列各项中，不属于陈皮功效的是
A. 理气

B. 健脾
C. 燥湿
D. 疏肝
E. 化痰

51. 具有消食健胃、回乳消胀功效的药物是
A. 麦芽
B. 稻芽
C. 神曲
D. 山楂
E. 鸡内金

52. 半夏与天南星均忌用的病证是
A. 热痰
B. 寒痰
C. 湿痰
D. 痰核
E. 风痰

53. 既能清肝热，又能平肝阳的药物是
A. 天麻
B. 珍珠
C. 夏枯草
D. 全蝎
E. 钩藤

54. 具有祛风、通络、止痉功效的药物是
A. 蕲蛇
B. 川乌
C. 秦艽
D. 防己
E. 威灵仙

55. 西洋参的功效是
A. 清热生津
B. 生津养血
C. 补脾益肺
D. 润肺止咳
E. 养血安神

56. 酸枣仁汤主治证候的病因病机是
A. 心脾两虚，气血不足
B. 心阴不足，肝气失和
C. 心肾两亏，阴虚血少
D. 肝血不足，虚热内扰
E. 心阳偏亢，心肾不交

57. 下列各项中，不具有健脾祛湿作用的药物是
A. 茯苓
B. 猪苓
C. 白术
D. 薏苡仁
E. 苍术

58. 下列各项中，不属于心阴虚证临床表现的是
A. 五心烦热
B. 咽干
C. 面色萎黄
D. 舌红少苔
E. 心悸

59. 下列各项中，不属于风寒犯肺证临床表现的是
A. 咳嗽
B. 畏寒
C. 鼻塞，流清涕
D. 喉痒
E. 舌苔薄白

60. 肠热腑实证的舌苔表现是
A. 舌苔黄厚干焦
B. 舌苔黄厚腻

C. 舌苔黑而润
D. 舌苔薄黄而干
E. 舌苔灰而腻

61. 咽部异物感的临床意义是
A. 气滞血瘀
B. 肝郁气滞
C. 虚火灼津
D. 气虚痰凝
E. 阴虚阳亢

62. 肾气丸和地黄饮子两方组成中均含有的药物是
A. 炮附子、肉桂
B. 炮附子、桂枝
C. 炮附子、山茱萸
D. 干地黄、山茱萸
E. 熟地黄、山茱萸

63. 下列各项中，不会导致失眠的是
A. 营血亏虚
B. 痰湿困脾
C. 心胆气虚
D. 阴虚火旺
E. 食积胃脘

64. 桂枝汤中具有调和营卫作用的配伍是
A. 桂枝与生姜
B. 桂枝与芍药
C. 大枣与甘草
D. 生姜与甘草
E. 芍药与大枣

65. 吴茱萸汤和理中丸两方的组成药物中均含有
A. 吴茱萸
B. 人参
C. 干姜
D. 大枣
E. 白术

66. 大补阴丸中除熟地黄、猪脊髓、白蜜外，尚有
A. 黄连、贝母、龟甲
B. 黄柏、知母、龟甲
C. 黄芩、知母、鳖甲
D. 黄柏、当归、龟甲
E. 黄柏、贝母、鳖甲

67. 九仙散的组成药物中含有
A. 乌药、生枳壳
B. 知母、密蒙花
C. 人参、桑白皮
D. 山药、五倍子
E. 诃子、炙黄芪

68. 苏合香丸的主治病证是
A. 气滞血瘀证
B. 寒闭证
C. 暑秽
D. 热闭证
E. 痰热内闭心包证

69. 咳血方的功用是
A. 清热解毒，凉血散瘀
B. 凉血止血，利水通淋
C. 清肝宁肺，凉血止血
D. 清热泻火，利水通淋
E. 清热凉血，活血散瘀

70. 猪苓汤与五苓散两方的组成药物中均含有
A. 白术、茯苓
B. 泽泻、猪苓

C. 滑石、甘草
D. 茯苓、桂枝
E. 滑石、阿胶

71. 半夏白术天麻汤的功用是
A. 涤痰通络，舒筋止痛
B. 化痰息风，健脾祛湿
C. 健脾燥湿，和胃化痰
D. 燥湿化痰，平肝定搐
E. 清热化痰，平肝息风

72. 具有宽胸散结功效的方剂是
A. 小陷胸汤
B. 大陷胸汤
C. 贝母瓜蒌散
D. 三子养亲汤
E. 清气化痰丸

73. 以降逆化痰、益气和胃为主要功用的方剂是
A. 半夏厚朴汤
B. 半夏泻心汤
C. 丁香柿蒂汤
D. 旋覆代赭汤
E. 橘皮竹茹汤

74. 关于卫生保护原则的叙述，正确的是
A. 人人有获得卫生保护的权利
B. 维护医务人员的合法权益
C. 维护患者的合法权益
D. 维护社会公共卫生秩序
E. 提高群众自我保健意识

75. 不属于突发公共卫生事件的是
A. 重大传染病疫情
B. 重大食物中毒和职业病
C. 群体性不明原因疾病
D. 其他严重影响公众健康的事件
E. 个别医疗事故伤亡

76. 对违反卫生法律法规施行行政处罚的机关是
A. 各级行政监察机关
B. 各级党的纪律检查部门
C. 各级人民法院
D. 各级人民检察院
E. 各级卫生行政部门

77. 有以下哪种情形时，受理申请的卫生健康主管部门可不予注册
A. 被吊销医师执业证书已满两年
B. 因医师定期考核不合格，被注销注册已满一年
C. 无民事行为能力或限制民事行为能力
D. 受刑事处罚，刑罚执行完毕满两年
E. 参加医师资格考试并取得医师资格

78. 在加强卫生系统社会主义精神文明建设中，应当提高医务人员的
A. 业务技术水平
B. 职业道德素质
C. 职业观念
D. 职业理念
E. 职业责任

79. 关于国家对传染病防治实行的方针，正确的是
A. 统一管理
B. 划区管理
C. 分类管理
D. 分片管理
E. 层级管理

A_2 型选择题

答 题 说 明

每一道考题是以一个小案例出现的，其下面都有 A、B、C、D、E 五个备选答案。请从中选择一个最佳答案。

80. 患者，女，30 岁。不易入睡，甚至彻夜难眠，兼心烦不寐。可辨证为
A. 心肾不交
B. 心脾气血虚
C. 胆郁痰扰
D. 食滞内停
E. 痰湿内盛

81. 患者，男，38 岁。形体消瘦，倦怠乏力，脘腹隐隐坠痛，大便溏薄，一日三行，舌质淡，脉沉细无力。用药应首选
A. 党参、白术
B. 党参、山药
C. 山药、柴胡
D. 黄芪、升麻
E. 党参、柴胡

82. 患者，男，35 岁。外感风邪，身热不解，咳逆气急，甚则鼻扇，口渴，有汗或无汗，舌苔薄白或黄，脉浮而数。用药应首选
A. 麻黄、桂枝
B. 石膏、知母
C. 金银花、连翘
D. 桑叶、菊花
E. 麻黄、石膏

83. 患者，男，30 岁。水肿身重，汗出恶风，肢节疼痛，小便不利，舌淡苔白，脉浮。治宜选用
A. 十枣汤
B. 舟车丸
C. 五苓散
D. 防己黄芪汤
E. 猪苓汤

84. 患者，男，38 岁。昨日从健身房出来，不慎汗出当风，感受风寒，肩背痛不可回顾，头痛身重，腰脊疼痛，舌苔白，脉浮。治宜选用
A. 独活寄生汤
B. 薏苡仁汤
C. 小青龙汤
D. 羌活胜湿汤
E. 葛根汤

85. 患者，男，68 岁。久病体虚，四肢痿弱，肌肉瘦削，手足麻木不仁，小便遗尿失禁，舌痿不能伸，舌质暗淡有瘀点，脉细缓无力。治宜选用
A. 二妙散
B. 补中益气汤
C. 补阳还五汤
D. 虎潜丸
E. 人参养荣汤

86. 患者，女，37 岁。咳嗽痰多，痰白清稀，食少便溏，近日下肢轻度水肿，舌淡苔白，脉弱。用药应首选
A. 党参
B. 薏苡仁
C. 山药

D. 白术
E. 黄精

87. 患者，女，63 岁。近 3 日痰多，胸闷，慢性咳喘 30 年，喘息不得卧，一身面目水肿，舌暗胖，苔白腻略黄。用药应首选
A. 葶苈子
B. 麻黄
C. 地龙
D. 旋覆花
E. 杏仁

88. 患者，女，58 岁。头胀且痛，胸闷，口不渴，身重而痛，发热体倦，小便清长，舌苔白滑，脉濡缓。其证候是
A. 伤暑
B. 冒湿
C. 伤湿
D. 中暑
E. 暑湿

B$_1$ 型选择题

答题说明

以下提供若干组考题，每组考题共用在考题前列出的 A、B、C、D、E 五个备选答案。请从中选择一个与问题关系最密切的答案。每个备选答案可能被选择一次、多次或不被选择。

（89～90 题共用备选答案）
A. 沉脉
B. 革脉
C. 伏脉
D. 紧脉
E. 牢脉
89. 阴寒内盛、疝气癥积的脉象是
90. 里证的脉象是

（91～92 题共用备选答案）
A. 表热里寒证
B. 真寒假热证
C. 里热证
D. 表热证
E. 真热假寒证
91. 皮肤无汗而灼热者属于
92. 身灼热而肢厥者属于

（93～94 题共用备选答案）
A. 脾胃阳虚证
B. 寒湿困脾证
C. 寒饮停胃证
D. 寒滞胃肠证
E. 脾肾阳虚证
93. 脘腹痞闷，纳呆呕恶，大便溏泄，头身困重，苔白腻，脉缓的临床意义是
94. 五更泄泻，便质清冷，畏寒，面白神疲，舌淡，脉沉迟无力的临床意义是

（95～96 题共用备选答案）
A. 药味加减的变化
B. 药量增减的变化
C. 剂型更换的变化
D. 药味加减与药量增减变化的联合运用
E. 药味加减与剂型更换变化的联合运用

95. 由四逆汤化裁为通脉四逆汤属于
96. 由逍遥散化裁为黑逍遥散属于

（97～98 题共用备选答案）
A. 温中祛寒，补气健脾
B. 温中补虚，降逆止痛
C. 温中补虚，降逆止呕
D. 温中散寒，缓急止痛
E. 温中补虚，和里缓急
97. 小建中汤的功用是
98. 大建中汤的功用是

（99～100 题共用备选答案）
A. 清营解毒，透热养阴
B. 清热开窍，豁痰解毒
C. 清热解毒，凉血散瘀
D. 清肺宁肝，凉血止血
E. 清热开窍，息风止痉
99. 犀角地黄汤的功用是
100. 清营汤的功用是

（101～102 题共用备选答案）
A. 散寒解表，化湿和中
B. 解表散寒，理气和中
C. 祛暑解表，化湿和中
D. 祛湿化浊，理气宽中
E. 清暑益气，养阴生津
101. 香薷散的功用是
102. 清暑益气汤的功用是

（103～104 题共用备选答案）
A. 实寒证
B. 虚寒证
C. 虚热证
D. 实热证
E. 寒热错杂证
103. 阳偏衰引起的病理变化是
104. 阳偏盛引起的病理变化是

（105～106 题共用备选答案）
A. 母病及子
B. 相乘传变
C. 子病犯母
D. 相侮传变
E. 制化传变
105. 肝病传脾属于
106. 肝病传肺属于

（107～108 题共用备选答案）
A. 脾胃
B. 肝胆
C. 心肾
D. 肝肾
E. 肝肺
107. 与气机调节关系密切的是
108. 气机升降之枢指的是

（109～110 题共用备选答案）
A. 显于风关
B. 达于气关
C. 达于命关
D. 透关射甲
E. 未超风关
109. 邪入脏腑，病情严重者，示指络脉的表现是
110. 病情凶险者，示指络脉的表现是

（111～112 题共用备选答案）
A. 气能生津
B. 气能行津
C. 气能摄津
D. 津能载气
E. 津血同源
111. “夺血者无汗”的理论基础是

112. “吐下之余，定无完气”的理论基础是

（113～114 题共用备选答案）

A. 气滞证
B. 气逆证
C. 气闭证
D. 血瘀证
E. 气脱证

113. 突然晕厥，四肢厥冷，呼吸气粗，声高，舌暗苔厚，脉沉实有力。其证型是
114. 头痛，眩晕，甚至晕厥、咯血，以及气从少腹上冲于胸咽，舌苔白，脉弦。其证型是

（115～116 题共用备选答案）

A. 肝阳化风证
B. 热极生风证
C. 血虚生风证
D. 阴虚动风证
E. 太阳中风证

115. 肌肉瞤动，关节拘急不利者多见于
116. 头晕目眩，手足蠕动者多见于

（117～118 题共用备选答案）

A. 冲脉
B. 任脉
C. 督脉
D. 带脉
E. 阴阳维脉

117. 被称为“十二经脉之海”的是
118. 具有约束纵行诸经功能的是

（119～120 题共用备选答案）

A. 风邪
B. 寒邪
C. 湿邪
D. 燥邪
E. 火邪

119. 最易困脾的邪气是
120. 最易伤肺的邪气是

（121～122 题共用备选答案）

A. 正治
B. 从治
C. 标本兼治
D. 治本
E. 治标

121. 对大出血患者应采用的治疗原则是
122. 热病见热象应采用的治疗原则是

（123～124 题共用备选答案）

A. 脾阳虚证
B. 肾阳虚证
C. 脾气下陷证
D. 肠虚滑泻证
E. 肝脾不调证

123. 久泻不止，五更泄泻者多见于
124. 久泻不止，脱肛，气短不续者多见于

（125～126 题共用备选答案）

A. 肉桂
B. 吴茱萸
C. 细辛
D. 丁香
E. 白术

125. 治疗命门火衰之要药是
126. 治疗脾肾虚寒，五更泄泻之要药是

（127～128 题共用备选答案）

A. 活血行气，祛风止痛
B. 活血止痛，行气解郁
C. 活血行气，消肿生肌
D. 活血调经，祛瘀止痛
E. 活血祛瘀，润肠通便

127. 郁金的功效是
128. 川芎的功效是

（129～130 题共用备选答案）

A. 秦艽
B. 威灵仙
C. 木瓜
D. 羌活
E. 独活

129. 治疗痹证发热，关节红肿热痛，应首选的药物是

130. 治疗痹证湿重，筋脉拘挛，脚气肿痛，应首选的药物是

（131～132 题共用备选答案）

A. 化湿，解暑
B. 燥湿，解表
C. 行气，解表
D. 燥湿，止呕
E. 化湿行气，温中

131. 广藿香与佩兰具有的共同功效是

132. 砂仁与豆蔻具有的共同功效是

（133～134 题共用备选答案）

A. 利水通淋，清热排脓
B. 利水消肿，渗湿，健脾，宁心
C. 利尿通淋，清解暑热，收湿敛疮
D. 利水渗湿，泻热，通乳
E. 利水通淋，化痰止咳

133. 滑石的功效是

134. 茯苓的功效是

（135～136 题共用备选答案）

A. 湿热蕴脾证
B. 肝胆湿热证
C. 饮停于胃证
D. 血瘀胃脘证
E. 肾阳虚证

135. 口干不欲饮，水入则吐，小便不利者多见于

136. 口干不欲饮，水肿，小便不利者多见于

（137～138 题共用备选答案）

A. 百合固金汤
B. 增液汤
C. 麦门冬汤
D. 玉液汤
E. 清燥救肺汤

137. 以清养肺胃、降逆下气为主要功用的方剂是

138. 以滋润肺肾、止咳化痰为主要功用的方剂是

（139～140 题共用备选答案）

A. 四逆汤
B. 当归四逆汤
C. 阳和汤
D. 大建中汤
E. 小建中汤

139. 主治心肾阳衰寒厥证的是

140. 主治血虚寒厥证的是

（141～142 题共用备选答案）

A. 阴虚火旺，骨蒸盗汗者
B. 虚火灼金，咳嗽咯血者
C. 气阴两伤，久咳自汗者
D. 疮疡溃后，久不收口者
E. 虚劳肺痿，干咳无痰者

141. 百合固金汤适用于

142. 生脉散适用于

（143～144 题共用备选答案）

A. 一贯煎
B. 四神丸
C. 九仙散
D. 牡蛎散
E. 真人养脏汤

143. 主治久泻久痢，脾肾虚寒证的药物是

144. 主治体虚自汗、盗汗的药物是

（145 ~ 146 题共用备选答案）

A. 活血祛瘀

B. 补肝肾，强筋骨

C. 利尿通淋

D. 引血下行

E. 排脓止痛

145. 牛膝在天麻钩藤饮中的主要作用是

146. 牛膝在镇肝熄风汤中的主要作用是

（147 ~ 148 题共用备选答案）

A. 5

B. 4

C. 3

D. 2

E. 1

147. 以师承方式学习中医满几年，经县级以上人民政府卫生健康主管部门委托的中医药专业组织或医疗卫生机构考核合格并推荐，可以参加中医医师资格考试

148. 以师承方式学习中医，医术确有专长，由至少几名中医医师推荐，经省级人民政府中医药主管部门组织实践技能和效果考核合格后，可取得中医医师资格及相应的资格证书

（149 ~ 150 题共用备选答案）

A. 药品使用的专属性

B. 需要用药的限时性

C. 用药后果的两重性

D. 质量控制的严格性

E. 药品生产过程的时间性

149. 加强药品质量的监督管理体现的是药品特殊性中

150. 人们在需要用药时，时间就是生命体现的是药品特殊性中

第一单元参考答案

1. E	2. C	3. A	4. D	5. C	6. E	7. D	8. D	9. D	10. D
11. B	12. E	13. B	14. A	15. A	16. D	17. C	18. E	19. D	20. A
21. A	22. A	23. A	24. A	25. B	26. D	27. D	28. D	29. A	30. A
31. D	32. E	33. D	34. B	35. B	36. D	37. A	38. A	39. C	40. B
41. D	42. C	43. A	44. D	45. D	46. C	47. B	48. A	49. E	50. D
51. A	52. A	53. E	54. A	55. A	56. D	57. B	58. C	59. B	60. A
61. B	62. C	63. B	64. B	65. B	66. B	67. C	68. B	69. C	70. B
71. B	72. A	73. D	74. A	75. E	76. E	77. C	78. B	79. C	80. A
81. D	82. E	83. D	84. D	85. C	86. D	87. A	88. C	89. E	90. A
91. C	92. E	93. B	94. E	95. B	96. A	97. E	98. B	99. C	100. A
101. C	102. E	103. B	104. D	105. B	106. D	107. E	108. A	109. C	110. D
111. E	112. D	113. C	114. B	115. C	116. D	117. A	118. D	119. C	120. D
121. E	122. A	123. B	124. C	125. A	126. B	127. B	128. A	129. A	130. C
131. A	132. E	133. C	134. B	135. C	136. E	137. C	138. A	139. A	140. B
141. B	142. C	143. E	144. D	145. D	146. D	147. C	148. D	149. D	150. B

140-2

2024 全国中医执业医师资格考试模拟试卷（一）

（医学综合笔试部分）

第二单元

考试日期：20××年×月×日

考试时间：13：30～15：30

考生姓名：________

准考证号：________

考 场 号：________

中国协和医科大学出版社

北 京

A_1 型选择题

答题说明

每一道考题下面有 A、B、C、D、E 五个备选答案，请从中选择一个最佳答案。

1.《素问·阴阳应象大论》中，对于病邪轻浅者，其治法是
A. 因而越之
B. 引而竭之
C. 减之
D. 彰之
E. 扬之

2.《素问·阴阳应象大论》指出，其实者
A. 散而泻之
B. 按而收之
C. 引而竭之
D. 因而越之
E. 泻之于内

3.《素问·五脏生成篇》说“多食辛”则
A. 脉凝泣而变色
B. 皮槁而毛拔
C. 筋急而爪枯
D. 肉胝皱而唇揭
E. 骨痛而发落

4. 下列各项中，心电图表现不符合房性期前收缩的是
A. P′波提前出现，与窦性 P 波不同
B. QRS 波群形态多正常
C. 代偿间歇完全
D. P′-R 间期>0.12 秒
E. P′波后可以没有 QRS 波群

5. 慢性肺源性心脏病（肺心病）急性加重期的关键性治疗措施是
A. 改善呼吸功能
B. 控制呼吸道感染
C. 减轻心脏负荷
D. 应用洋地黄制剂
E. 控制心律失常

6. 慢性髓细胞性白血病的最突出体征是
A. 肝大
B. 淋巴结肿大
C. 胫骨压痛
D. 脾大
E. 皮肤及黏膜瘀点

7. 胃癌普查时首选的筛选试验是
A. 钡餐透视
B. 胃液分析
C. 胃镜及活检
D. 粪便隐血试验
E. Hp 检测

8. 若脑梗死患者出现典型的“三偏征”，其闭塞的脑动脉是
A. 大脑中动脉
B. 大脑前动脉
C. 大脑后动脉
D. 椎基底动脉
E. 小脑后下动脉

9. 主动脉瓣狭窄典型的三联征表现是
A. 心绞痛、心律失常、晕厥
B. 心力衰竭、心绞痛、晕厥
C. 呼吸困难、心律失常、晕厥
D. 心力衰竭、心律失常、晕厥
E. 呼吸困难、心绞痛、晕厥

10. 目前慢性心力衰竭最常见的病因是
A. 心房颤动
B. 甲状腺功能亢进致心肌损害
C. 风湿性心脏病
D. 扩张型心肌病
E. 冠状动脉粥样硬化性心脏病（冠心病）

11. 室性心动过速的特征性心电图改变是
A. 房室分离
B. QRS 波群宽大畸形
C. RR 间期不规则
D. P 波频率小于 R 波频率
E. 心室夺获和室性融合波

12. 慢性萎缩性胃炎的胃镜下表现是
A. 胃黏膜苍白呈颗粒状，血管显露
B. 胃黏膜增厚，呈花瓣状
C. 胃黏膜出血、糜烂
D. 胃黏膜充血，溃疡形成
E. 胃黏膜粗糙不平，可见红斑

13. 白虎汤证的治法是
A. 苦寒清热
B. 辛寒清热
C. 苦燥清热
D. 滋阴清热
E. 凉血清热

14. 治疗消化性溃疡的药物中，属于胃黏膜保护剂的是
A. 米索前列醇
B. 氢氧化铝
C. 西咪替丁
D. 奥美拉唑
E. 山莨菪碱

15. 诊断溃疡性结肠炎最重要的手段是
A. 红细胞沉降率检查
B. 免疫指标检查
C. 大便常规检查
D. X 线钡餐造影
E. 结肠镜检查

16. 原发性肝癌发生最早的转移途径是
A. 种植转移
B. 淋巴转移
C. 血行转移
D. 腹膜转移
E. 肝内转移

17. 为补充体内铁的储存量，营养性缺铁性贫血口服铁剂应维持到
A. 血红蛋白正常后 1 ~ 2 个月停药
B. 血红蛋白正常后 3 ~ 6 个月停药
C. 血红蛋白正常后 5 ~ 10 个月停药
D. 血红蛋白正常后 3 ~ 5 个月停药
E. 血红蛋白正常后 2 ~ 4 个月停药

18. 诊断系统性红斑狼疮的最佳筛选指标是
A. 抗核抗体
B. 红细胞沉降率
C. 抗双链 DNA 抗体
D. 抗 Sm 抗体
E. 抗磷脂抗体

19. 太阳伤寒证与太阳中风证相同的基本证

候是
A. 心烦不得眠，心中懊侬，反复颠倒
B. 大热，大汗，大渴，脉洪大
C. 口苦，咽干，目眩，往来寒热
D. 无热恶寒，但欲寐，四肢厥冷，下利清谷
E. 发热，头痛，恶风寒，脉浮

20. 下列各项中，不属于卫分证临床表现的是
A. 发热，微恶寒
B. 头痛
C. 咽喉肿痛
D. 舌绛
E. 脉浮数

21. 用于诊断类风湿关节炎的最常用实验室检查指标是
A. 红细胞沉降率
B. 抗核抗体
C. 类风湿因子
D. C 反应蛋白
E. 关节滑液

22. 急性白血病并发中枢神经系统白血病，最常见于白血病
A. 缓解时
B. 起病时
C. 化疗时
D. 耐药时
E. 复发时

23. 叶天士认为“清窍壅塞”的原因是
A. 风火相煽
B. 两阳相劫
C. 水主之气不能上荣
D. 浊邪害清
E. 相火内生

24. 在感染过程中，最常见的表现形式是
A. 病原体被消灭或排出体外
B. 隐性感染
C. 显性感染
D. 病原携带状态
E. 潜伏性感染

25. 人群对某种传染病易感性增高的原因是
A. 该传染病流行过后
B. 人群中一般抵抗力的提高
C. 人群中自动免疫的推广
D. 病原体的变异
E. 抗生素的广泛应用

26. 吴茱萸汤主治证候不涉及
A. 阳明寒呕
B. 少阴寒甚下利
C. 厥阴寒逆头痛
D. 中焦虚寒，肝胃不和
E. 少阴亡阳厥逆

27. 艾滋病（AIDS）最重要的传染源是
A. 艾滋病患者
B. 隐性感染者
C. 潜伏期感染者
D. 无症状病毒携带者
E. 发病期患者

28. 有明显出血倾向的病毒性肝炎是
A. 急性黄疸型肝炎
B. 慢性肝炎（重度）
C. 重型肝炎
D. 淤胆型肝炎
E. 慢性肝炎（中度）

29. 下列不符合流行性乙型脑炎（乙脑）脑脊液表现的是
A. 糖正常或偏高

B. 蛋白质轻度增高
C. 早期以中性粒细胞为主
D. 白细胞计数多在（50～500）$\times10^6$/L
E. 糖和蛋白质水平下降

30. 严重急性呼吸综合征（SARS）患者的主要临床表现是
A. 起病急，常以发热为首发症状
B. 腹痛、腹泻等胃肠道症状
C. 常有鼻塞、流涕等卡他症状
D. 容易发生呼吸道继发感染
E. 多见于儿童且病情较成人重者

31. 普通型流行性脑脊髓膜炎（流脑）的临床表现是
A. 低热、头痛、瘀点
B. 高热、循环衰竭、大片瘀斑
C. 高热、瘀斑、昏迷、呼吸衰竭
D. 高热、头痛、瘀斑、脑膜刺激征
E. 间歇性发热、反复皮肤瘀点、血培养可阳性

32. 肾综合征出血热的病原体属于
A. 病毒
B. 细菌
C. 支原体
D. 螺旋体
E. 立克次体

33. 支饮的临床主症是
A. 其人素盛今瘦，水走肠间，沥沥有声
B. 心下痞坚，胸胁支满，目眩
C. 咳逆倚息，短气不得卧，其形如肿
D. 咳唾引痛，痛引缺盆，咳嗽则辄已
E. 身体痛重，四肢历节痛

34. 霍乱的临床表现特点是
A. 发热、腹痛、水样便臭而量多
B. 发热、剧烈腹痛
C. 水样便或血样便
D. 不发热、无腹痛、大量水样便
E. 不发热、无腹痛、剧烈呕吐，少量黄水样便

35. 伤寒杆菌菌体裂解产生的毒素是
A. 内毒素
B. 外毒素
C. 神经毒素
D. 细胞毒素
E. 治虚毒素

36. 下列有关狂犬病的病原学检查，错误的是
A. 唾液分离病毒检查
B. 脑脊液分离病毒检查
C. 脑脊液涂片找内氏小体
D. RT-PCR 测病毒 RNA 检查
E. 角膜印片查病毒抗原

37. 下列各项中，不属于医院感染的是
A. 无明显潜伏期的感染，在入院 48 小时后发生的感染
B. 本次感染直接与上次住院有关
C. 有明确潜伏期的感染，自入院时算起没有超过其平均潜伏期的感染
D. 新生儿经产道时获得的感染
E. 肿瘤患者住院化疗期间出现带状疱疹

38. 阳明温病，津亏便秘者，用药应首选
A. 济川煎
B. 增液汤
C. 麦门冬汤
D. 麻子仁丸
E. 地黄饮子

39. 温病战汗后，若出现气脱，叶氏认为临

床表现是
A. 汗出肤冷，倦卧不语，脉虚和缓
B. 肤冷汗出，躁扰不卧，脉弦而数
C. 肤冷汗出，躁扰不卧，脉象急数
D. 肤冷汗出，躁扰不卧，脉虚而缓
E. 肤冷汗出，倦卧不语，脉象急数

40. 半夏泻心汤所治心下痞是由何因所致
A. 太阳病误下
B. 少阳病误下
C. 厥阴病误下
D. 阳明病下之过早
E. 阳明病应下失下

41. 胸痛常表现为呼吸时加重，屏气时消失的疾病是
A. 肋间神经痛
B. 支气管肺癌
C. 食管癌
D. 急性心肌梗死
E. 干性胸膜炎

42. 腰椎间盘脱出所致的坐骨神经痛的体征是
A. 戈登（Gordon）征阳性
B. 克尼格（Kernig）征阳性
C. 查多克（Chaddock）征阳性
D. 拉塞格（Lasègue）征阳性
E. 霍夫曼（Hoffmann）征阳性

43. 出现尿酮体阳性的疾病是
A. 糖尿病酮症酸中毒
B. 恶性疟疾
C. 阵发性睡眠性血红蛋白尿症
D. 肾盂肾炎
E. 急性肾小球肾炎

44. 甲状腺危象的主要临床表现是
A. 心率加快、血压高、头晕、头痛
B. 心率>160 次/分、体温>39℃、腹泻
C. 心悸、气促、呕吐、腹泻
D. 发绀、鼻翼扇动、心悸、出汗
E. 面色苍白、四肢厥冷、呼吸困难

45. 当实质性器官被含气组织覆盖时，其叩诊音为
A. 清音
B. 浊音
C. 实音
D. 鼓音
E. 过清音

46. 体温呈渐进式下降的是
A. 疟疾
B. 输液反应
C. 风湿热
D. 肺炎链球菌肺炎
E. 急性肾盂肾炎

47. 发生呕血常提示 1 次上消化道出血量达到
A. 50ml 以上
B. 100ml 以上
C. 200ml 以上
D. 250ml 以上
E. 1000ml 以上

48. 消化道 X 线诊断目前常用的最佳检查方法是
A. 腹部 X 线平片
B. 硫酸钡造影检查
C. 双重对比造影检查
D. 碘化油造影检查
E. 腹部透视

49. 可引起中性粒细胞增多的疾病是
A. 脾功能亢进
B. 伤寒
C. 系统性红斑狼疮
D. 流行性感冒
E. 急性大失血

50. 下列各项中，可引起中枢性呕吐的是
A. 幽门梗阻
B. 洋地黄中毒
C. 急性腹膜炎
D. 急性心肌梗死
E. 迷路炎

51. 可引起肝浊音界消失的疾病是
A. 急性胃炎
B. 急性胆囊炎
C. 急性胰腺炎
D. 急性阑尾炎
E. 胃溃疡穿孔

52. 下列各项中，不出现胸壁压痛的是
A. 肋间神经炎
B. 肋骨骨折
C. 肋软骨炎
D. 胸壁带状疱疹
E. 胸膜炎

53. 触诊增大的脾脏时，显著特征是
A. 形态不规则，表面凸凹不平
B. 质软，有压痛
C. 质硬，有压痛
D. 摩擦感
E. 有明显切迹

54. 下列关于周围性面瘫的叙述，正确的是
A. 病灶对侧颜面肌麻痹
B. 病灶同侧颜面肌麻痹
C. 能够皱额、皱眉
D. 面部无汗
E. 多因脑血管病引起

55. 多发生脊柱前凸的部位是
A. 颈段
B. 颈胸段
C. 胸段
D. 腰椎
E. 骶椎

56. 可引起身体外露部分皮肤色素沉着增加的疾病是
A. 库欣综合征
B. 原发性慢性肾上腺皮质功能减退症
C. 糖尿病
D. 帕金森病
E. 黏液性水肿

57. 下列各项中，不属于机械性肠梗阻表现的是
A. 腹部绞痛
B. 频繁呕吐
C. 无排气、排便
D. 肠蠕动波
E. 肠鸣音减弱或消失

58. 两侧瞳孔大小不等，多见于
A. 有机磷农药中毒
B. 阿托品类药物影响
C. 吗啡药物影响
D. 濒死状态
E. 脑肿瘤

59. 不使肺泡呼吸音减弱的因素是
A. 胸腔积液

B. 贫血
C. 支气管哮喘
D. 重症肌无力
E. 慢性支气管炎

60. 下列各项中，叩诊不出现浊音的是
A. 胸壁水肿
B. 肺空洞
C. 肺不张
D. 胸膜肥厚粘连
E. 胸腔积液

61. 能导致瞳孔扩大的因素是
A. 有机磷杀虫药中毒
B. 吗啡中毒
C. 青光眼绝对期
D. 毒蕈中毒
E. 虹膜炎

62. 肺炎链球菌肺炎 X 线检查的表现是
A. 早期可见病变部位的密度均匀影
B. 肺实变期呈肺叶、肺段分布的密度均匀影
C. 消散期阴影密度逐渐升高
D. 多数阴影需 6 周才完全吸收
E. 肺纹理增粗、增深

63. 胸部触诊时语音震颤增强常见于
A. 大叶性肺炎
B. 胸腔积液
C. 胸壁皮下气肿
D. 支气管哮喘发作时
E. 阻塞性肺不张

64. 诊断主动脉瓣关闭不全最重要的体征是
A. 靴形心
B. 水冲脉
C. 心尖区第一心音减弱
D. 心尖部柔和收缩期杂音
E. 主动脉瓣区舒张期杂音

65. 上消化道大出血时，大便的特点是
A. 水样稀便
B. 黏液脓血便
C. 米泔样便
D. 柏油样便
E. 鲜血便

66. 下列各项中，不属于左心室肥大心电图表现的是
A. QRS 波群时间延长到 0.10 ~0.11 秒
B. 心电轴左偏
C. R_{V5}>2.5mV，$R_{V5}+S_{V1}$>3.5mV
D. P 波增宽，时间>0.11 秒，双峰间距≥0.04 秒
E. T 波低平、双向或倒置

67. 下列疾病中，立位 X 线透视可见膈下游离气体影的是
A. 急性胃穿孔
B. 肠梗阻
C. 肠套叠
D. 肝破裂
E. 结肠肿瘤

68. 关于医德良心的作用，说法错误的是
A. 医德良心对医务人员的行为具有能动作用
B. 医德良心在行为前选择行为动机
C. 医德良心在行为中监控行为过程
D. 医德良心在行为后评估行为后果
E. 医德良心可以完全决定医务人员行为善恶

69. 对医德情感的正确理解是
A. 医德情感纯粹是医务人员内心自生的主观感受
B. 医德情感纯粹是医务人员个人喜好的产物
C. 医德情感纯粹是医务人员个人利益的产物
D. 医德情感是医务人员在医疗活动中对自己和他人行为之间关系的内心体验
E. 医德情感与医德义务没有任何关系

70. 评价医疗行为是否有利于人类生存环境的保护和改善，属于
A. 经济标准
B. 疗效标准
C. 社会标准
D. 行为标准
E. 科学标准

71. 下列各项中，违背了无伤原则的做法是
A. 有证据证明，生物学死亡即将来临而患者痛苦时，允许患者死亡
B. 强迫患者进行实验室检查
C. 不对患者做与诊断无关的检查
D. 糖尿病患者足部有严重溃疡，有发生败血症的危险，予以截肢
E. 妊娠危及孕妇生命时，应终止妊娠

72. 医学科研中的人体试验必须坚持
A. 使受试者的疾病得到治疗
B. 使受试者获得经济利益
C. 必须使受试者知情同意
D. 要保证受试者的绝对安全
E. 要保证受试者无任何不适

A_2 型选择题

答 题 说 明

每一道考题是以一个小案例出现的，其下面都有 A、B、C、D、E 五个备选答案。请从中选择一个最佳答案。

73. 患者，男，30 岁。外感发热，经治疗后热退，因进食过多，发热又起，大便硬而难下，腹胀，按之痛，舌红，苔薄黄燥，脉滑数。临床最佳辨证是
A. 小陷胸汤证
B. 调胃承气汤证
C. 大陷胸汤证
D. 小承气汤证
E. 大承气汤证

74. 患者，女，45 岁。手足冷痛，有冻疮，面色苍白，唇甲不华，脉细欲绝，舌淡，苔薄白。治宜选用
A. 四逆汤
B. 白通汤
C. 补阳还五汤
D. 通脉四逆汤
E. 当归四逆汤

75. 患者，男，38 岁。因劳累汗出感寒，出现发热恶寒，腹满头痛身痛，大便未行，舌红苔黄腻，脉浮而滑数，但饮食

如故。治宜选用
A. 柴胡桂枝汤
B. 大承气汤
C. 大柴胡汤
D. 厚朴七物汤
E. 厚朴三物汤

76. 患者，女，28 岁。头痛恶寒，身重疼痛，舌白不渴，脉弦细而濡，面色淡黄，胸闷不饥，午后身热，状若阴虚，病难速已。其诊断为
A. 温热
B. 瘟疫
C. 暑温
D. 湿温
E. 风温

77. 患者，女，21 岁。近 1 周来双侧肩、肘、膝关节游走性疼痛，局部灼热红肿，痛不可触，得冷则舒，有皮下结节，伴有发热、恶风、汗出、口渴，舌质红，舌苔黄腻，脉滑数。其诊断为
A. 痹证的行痹
B. 痹证的着痹
C. 痹证的痛痹
D. 痹证的风湿热痹
E. 痹证的痰瘀痹阻证

78. 患者，女，24 岁。恶寒，发热，头项强痛，身体疼痛，无汗，脉浮紧。其诊断为
A. 太阳伤寒证
B. 太阳中风证
C. 太阳蓄水证
D. 太阳阳明合病
E. 太阳阳明并病

79. 患者，男，27 岁。自汗盗汗，长期少寐遗精，目眩发落，少腹弦急，前阴寒冷，脉沉迟。治宜选用
A. 龟鹿二仙膏
B. 黄芪桂枝五物汤
C. 肾气丸
D. 桂枝龙骨牡蛎汤
E. 五子衍宗丸

80. 患者，女，30 岁。太阳伤寒，前医不慎予泻下药，解后心下痞硬，嗳气频作。治宜选用
A. 旋覆代赭汤
B. 橘皮竹茹汤
C. 良附丸
D. 参苓白术散
E. 理中丸

81. 患者，女，44 岁。风湿性心脏病病史 11 年，并发持续性心房颤动 5 年，5 日前因受寒病情加重，并发心力衰竭，口服地高辛治疗。治疗期间为防止洋地黄中毒，应注意避免发生的情况是
A. 高钠血症
B. 高钾血症
C. 低钙血症
D. 低钠血症
E. 低钾血症

82. 患者，男，36 岁。湿热证，数日后脘中微闷，知饥不食，湿邪蒙绕三焦。治宜选用
A. 藿香叶、薄荷叶、鲜荷叶、枇杷叶、侧柏叶
B. 藿香叶、紫苏叶、鲜荷叶、枇杷叶、佩兰叶
C. 藿香叶、薄荷叶、鲜荷叶、紫苏叶、

佩兰叶

D. 藿香叶、薄荷叶、侧柏叶、枇杷叶、佩兰叶

E. 藿香叶、薄荷叶、鲜荷叶、枇杷叶、佩兰叶

83. 患者，男，42 岁。温病发斑，斑出，邪热不解。禁用以下哪一项

A. 主以甘寒

B. 益胃养津

C. 玉女煎

D. 当用开泄

E. 梨皮，蔗浆

84. 患者，男，67 岁。慢性肺源性心脏病（肺心病）病史 6 年，因呼吸道感染原有症状、体征加重，因睡眠障碍服用镇静药 3 日后，出现精神恍惚，烦躁不安。可能出现的并发症是

A. 消化道出血

B. 心律失常

C. 肺性脑病

D. 休克早期

E. 酸碱平衡失调

85. 患者，女，67 岁。慢性支气管炎合并肺气肿病史 25 年，1 周来病情加重，咳嗽，心悸，气喘，夜间不能平卧。血气分析：pH 7.30，PaO_2 50mmHg，$PaCO_2$ 60mmHg。为改善缺氧，应首选的治疗措施是

A. 持续高浓度给氧

B. 持续低浓度给氧

C. 无须给氧

D. 机械通气

E. 给予呼吸兴奋药

86. 患者，男，66 岁。原发性高血压病史 20 余年，高血压性心脏病伴有心功能不全，心电图检查示二度房室传导阻滞，双肺底可闻及小水泡音。不能应用的降压药物是

A. 氢氯噻嗪

B. 硝苯地平

C. 卡托普利

D. 哌唑嗪

E. 美托洛尔

87. 患者，男，68 岁。原发性高血压病史 30 余年，肾功能不全 3 年，现出现尿少、水肿，血肌酐 441μmol/L。不能应用的降压药物是

A. 利尿药

B. 血管紧张素转换酶抑制药

C. 钙通道阻滞药

D. α 受体阻断药

E. β 受体阻断药

88. 患者，女，20 岁。感冒后出现心悸、气短。查体示第一心音减弱，心电图检查示 PR 间期 0.24 秒，每个 P 波后均有 QRS 波。其心电图诊断是

A. 窦房传导阻滞

B. 一度房室传导阻滞

C. 二度Ⅰ型房室传导阻滞

D. 二度Ⅱ型房室传导阻滞

E. 束支传导阻滞

89. 患者，女，19 岁。月经增多 10 余日。查体：贫血貌，皮肤散在出血点，肝脾未扪及。实验室检查：血红蛋白 100g/L，白细胞计数 10×10^9/L，血小板计数 25×10^9/L。骨髓增生活跃，全片可见巨核细胞 50 个。其可能的疾病是

A. 再生障碍性贫血

B. 急性白血病
C. 系统性红斑狼疮
D. 脾功能亢进
E. 原发免疫性血小板减少症

90. 患者，女，42 岁。参加宴会后突发中上腹持续性疼痛，伴有恶心呕吐 8 小时就诊，既往无胃病病史。查体：体温 38℃，巩膜无黄染，上腹部偏左有压痛及肌紧张，肝浊音界正常，墨菲（Murphy）征阴性，肠鸣音正常。其最可能的诊断是
A. 急性肠梗阻
B. 急性阑尾炎
C. 急性胆囊炎
D. 急性胰腺炎
E. 消化性溃疡穿孔

91. 患者，男，36 岁。突起昏迷，四肢瘫痪，双侧瞳孔呈“针尖样”缩小。其最可能的诊断是
A. 额叶出血
B. 脑桥出血
C. 小脑出血
D. 基底节出血
E. 蛛网膜下腔出血

A_3 型选择题

答题说明

以下提供若干个案例，每个案例下设三道考题。请根据题干所提供的信息，在每一道考题下面的 A、B、C、D、E 五个备选答案中选择一个最佳答案。

（92 ~ 94 题共用题干）

患者，男，20 岁。反复发作呼吸困难、胸闷、咳嗽 5 年，每年春季发作，可自行缓解。此次因发作 1 日，症状仍继续加重就诊。查体：双肺满布哮鸣音，心率 82 次/分，律齐，无杂音。

92. 最可能的诊断是
A. 慢性支气管炎
B. 阻塞性肺气肿
C. 心源性哮喘
D. 支气管哮喘
E. 慢性支气管炎合并肺气肿

93. 治疗应首选
A. 沙丁胺醇
B. 氨茶碱
C. 异丙托溴铵
D. 孟鲁司特
E. 维拉帕米

94. 若患者咳痰量多，夜间喘息发作频繁，可选用的药物是
A. 钙拮抗药
B. β_2 受体阻断药
C. β_2 受体激动药
D. 抗胆碱药
E. 糖皮质激素

（95 ~ 97 题共用题干）

患者，男，53 岁。肝硬化腹腔积液。近 1 周发热，腹胀，稍有呼吸困难，腹腔积液较前增长，心率 96 次/分，应用普萘洛尔

治疗 2 日后出现沉默寡言，性格改变。

95. 实验室检查最可能正常的是

A. 血钾、血钠、氯离子测定

B. 血氨

C. 脑电图

D. 扑翼样震颤检查

E. 腹腔积液常规检查

96. 最不可能出现的指标是

A. 血钾升高

B. 血氨升高

C. 脑电图正常

D. 扑翼样震颤

E. 腹腔积液常规检查呈漏出液

97. 较不合适的治疗是

A. 静脉补钾

B. 抗生素早期、足量联合应用

C. 乳果糖口服

D. 精氨酸静脉滴注

E. 复方氨基酸静脉滴注

（98 ~ 100 题共用题干）

患者，男，40 岁。发现血尿、蛋白尿 5 年。查体：血压 150/90mmHg，双下肢轻度凹陷性水肿。实验室检查：尿蛋白 1.0 ~ 1.7g/24h，尿红细胞 5 ~ 15 个/高倍视野，血清肌酐（Scr）100μmol/L。B 超示双肾大小正常。

98. 首先考虑的临床诊断是

A. 慢性肾盂肾炎

B. 急性肾小球肾炎

C. 慢性肾小球肾炎

D. 肾病综合征

E. 高血压肾损害

99. 首选的进一步检查是

A. 肾活检病理检查

B. 尿沉渣镜检

C. 肾动脉造影

D. 24 小时尿钠测定

E. 双肾 CT 检查

100. 理想的血压控制目标是

A. 血压<160/95mmHg

B. 血压<140/90mmHg

C. 血压<140/85mmHg

D. 血压<135/85mmHg

E. 血压<125/75mmHg

（101 ~ 103 题共用题干）

患者，男，36 岁。5 日前发热、咽痛，应用抗生素治疗无效。查体：颈部浅表淋巴结肿大，咽部充血，扁桃体Ⅱ度肿大，下肢少许瘀斑。实验室检查：白细胞计数 $16.6\times10^9/L$，原始细胞 0.60，血红蛋白 80g/L，血小板计数 $34\times10^9/L$。

101. 最可能的诊断是

A. 原发免疫性血小板减少症

B. 缺铁性贫血

C. 再生障碍性贫血

D. 溶血性贫血

E. 急性白血病

102. 查体中应特别注意的体征是

A. 睑结膜苍白

B. 胸骨压痛

C. 浅表淋巴结肿大

D. 皮肤出血点

E. 心脏杂音

103. 为明确诊断，应做的检查是

A. 血小板抗体测定

B. 血清铁蛋白测定

C. 骨髓扫描

D. 淋巴结活检
E. 骨髓涂片细胞学检查

(104～106 题共用题干)

患者，男，24 岁。突然意识不清跌倒，全身强直数秒后抽搐，咬破舌。2 分钟后抽搐停止，醒后活动正常。

104. 首先应考虑的疾病是
A. 脑出血
B. 脑血栓形成
C. 蛛网膜下腔出血
D. 癫痫
E. 脑栓塞

105. 应进一步做的检查是
A. 头颅 X 线摄片
B. 脑电图检查
C. 脑脊液检查
D. 脑血管造影
E. 经颅多普勒超声（TCD）检查

106. 治疗的首选药物是
A. 降颅压药
B. 溶血栓药
C. 止血药
D. 扩血管药
E. 抗癫痫药

B_1 型选择题

答 题 说 明

以下提供若干组考题，每组考题共用在考题前列出的 A、B、C、D、E 五个备选答案。请从中选择一个与问题关系最密切的答案。每个备选答案可能被选择一次、多次或不被选择。

(107～108 题共用备选答案)
A. 肝痹
B. 肾痹
C. 肺痹
D. 脾痹
E. 肠痹

107. 根据《素问·痹论》所论述，“烦满，喘而呕”属于
108. 根据《素问·痹论》所论述，“夜卧则惊，多饮，数小便，上为引如怀”属于

(109～110 题共用备选答案)
A. 脑复苏
B. 恢复有效心律
C. 心肺复苏
D. 建立人工循环
E. 维持血压

109. 复苏最后能否成功的关键在于
110. 胸外按压的目的是

(111～112 题共用备选答案)
A. 呼吸困难
B. 咳嗽
C. 咯血
D. 下垂性凹陷性水肿
E. 发绀

111. 左心衰竭时最早出现和最重要的症状是

112. 右心衰竭时典型的症状是

(113～114 题共用备选答案)

A. 胰岛素
B. 格列本脲
C. 甲苯磺丁脲
D. 氯磺丙脲
E. 苯乙双胍

113. 可引起乳酸血症、酮尿的药物是
114. 可引起过敏性休克的药物是

(115～116 题共用备选答案)

A. 柳氮磺吡啶
B. 5-氨基水杨酸
C. 泼尼松
D. 环孢素
E. 秋水仙碱

115. 轻型、中型溃疡性结肠炎的主要治疗药物是
116. 重型、暴发型溃疡性结肠炎的主要治疗药物是

(117～118 题共用备选答案)

A. 脑动脉硬化
B. 脑动脉炎
C. 高血压性小动脉硬化
D. 高血压性动脉硬化
E. 脑底囊性动脉瘤

117. 脑出血最常见的病因是
118. 腔隙性脑梗死最常见的病因是

(119～120 题共用备选答案)

A. 广泛前壁心肌梗死
B. 下壁心肌梗死
C. 后壁心肌梗死
D. 心内膜下心肌梗死
E. 正后壁心肌梗死

119. 特征性心电图改变出现在Ⅱ、Ⅲ、aVF 导联的诊断是
120. 特征性心电图改变出现在 V_1～V_6 导联的诊断是

(121～122 题共用备选答案)

A. 呼吸道传播
B. 消化道传播
C. 呼吸道和消化道传播
D. 皮肤黏膜接触传播
E. 蚊虫媒介传播

121. 严重急性呼吸综合征主要通过
122. 戊型病毒性肝炎主要通过

(123～124 题共用备选答案)

A. 伐昔洛韦
B. 扎那米韦
C. 利巴韦林
D. 恩替卡韦
E. 奈韦拉平

123. 用于丙型病毒性肝炎联合干扰素抗病毒治疗的药物是
124. 用于人高致病性禽流感抗病毒治疗的药物是

(125～126 题共用备选答案)

A. 肾
B. 肺
C. 脑
D. 肝
E. 心

125. 人高致病性禽流感病理改变最明显的脏器是
126. 肾综合征出血热病理改变最明显的脏器是

(127～128 题共用备选答案)

A. 氟喹诺酮类

B. 复方磺胺甲噁唑
C. 头孢菌素类
D. 青霉素
E. 阿莫西林
127. 治疗细菌性痢疾首选的药物是
128. 治疗流行性脑脊髓膜炎首选的药物是

（129～130 题共用备选答案）
A. 中毒性心肌炎
B. 绞窄性肠梗阻
C. 急性化脓性胆管炎
D. 慢性肠炎
E. 胰头癌
129. 腹痛伴有高热、寒战的疾病是
130. 腹痛伴有血便的疾病是

（131～132 题共用备选答案）
A. 收缩期吹风样杂音
B. 舒张期隆隆样杂音
C. 舒张期叹气样杂音
D. 连续性机器样杂音
E. 乐音样杂音
131. 二尖瓣狭窄的杂音是
132. 主动脉瓣关闭不全的杂音是

（133～134 题共用备选答案）
A. 静止性震颤
B. 动作性震颤
C. 扑翼样震颤
D. 老年性震颤
E. 小舞蹈症
133. 儿童脑风湿病变常出现的体征是
134. 帕金森病常出现的体征是

（135～136 题共用备选答案）
A. 呼吸音增强
B. 呼吸音延长
C. 呼吸音正常
D. 呼吸音减弱
E. 呼吸音消失
135. 甲状腺功能亢进症的体征是
136. 肺气肿的体征是

（137～138 题共用备选答案）
A. 稽留热
B. 弛张热
C. 间歇热
D. 回归热
E. 波状热
137. 疟疾常出现的热型是
138. 伤寒常出现的热型是

（139～140 题共用备选答案）
A. 二尖瓣狭窄
B. 二尖瓣关闭不全
C. 肺动脉瓣狭窄
D. 主动脉瓣狭窄
E. 主动脉瓣关闭不全
139. 表现为 S_1 亢进，P_2 亢进的疾病是
140. 表现为周围血管征的疾病是

（141～142 题共用备选答案）
A. 麦氏点压痛
B. 墨菲征阳性
C. 库瓦西耶（Courvoisier）征阳性
D. 库瓦西耶征阴性
E. 板状腹
141. 胰头癌的体征是
142. 急性胆囊炎的体征是

（143～144 题共用备选答案）
A. 急性粟粒性肺结核
B. 慢性血行播散型肺结核
C. 原发性肺结核
D. 继发性肺结核
E. 结核性胸膜炎

143. 上述各项中，X 线表现可见肺内哑铃状双极现象的是
144. 上述各项中，X 线表现可见渗出、增殖、播散、纤维和空洞等多种性质病灶同时存在的是

（145～146 题共用备选答案）
A. 宣白承气汤
B. 牛黄承气汤
C. 增液承气汤
D. 导赤承气汤
E. 新加黄龙汤

145. “阳明温病，下之不通”，若因“应下失下，正虚不能运药”者，宜选用
146. “阳明温病，下之不通”，若因兼肺气不降，而见“喘促不宁，痰涎壅滞，右寸实大”者，宜选用

（147～148 题共用备选答案）
A. 双方冲突型
B. 患者主导型
C. 主动-被动型
D. 指导-合作型
E. 共同参与型

147. 一般来说，医患之间信托-契约关系所倡导的医患交往模式是
148. 一般来说，医患之间信托-契约关系能够得到理想体现的是

（149～150 题共用备选答案）
A. 体现了患者对医务人员的无比信任
B. 体现了医务人员对患者人格和权利的尊重
C. 有利于保护医务人员个人的权利
D. 有利于医护工作的开展和医护质量的提高
E. 可以避免因泄密而给患者带来危害和发生医患纠纷

149. 医学道德保密的作用中，最核心的是
150. 医学道德保密的作用中，提法不正确的是

第二单元参考答案

1. E	2. A	3. C	4. C	5. B	6. D	7. D	8. A	9. E	10. E
11. E	12. A	13. B	14. A	15. E	16. E	17. B	18. A	19. E	20. D
21. C	22. A	23. D	24. B	25. D	26. E	27. D	28. C	29. E	30. A
31. D	32. A	33. C	34. D	35. A	36. C	37. C	38. B	39. C	40. B
41. E	42. D	43. A	44. B	45. B	46. C	47. D	48. C	49. E	50. B
51. E	52. E	53. E	54. B	55. D	56. B	57. E	58. E	59. B	60. B
61. C	62. B	63. A	64. E	65. D	66. D	67. A	68. E	69. D	70. C
71. B	72. C	73. D	74. E	75. D	76. D	77. D	78. A	79. D	80. A
81. E	82. E	83. D	84. C	85. B	86. E	87. B	88. B	89. E	90. D
91. B	92. D	93. A	94. D	95. C	96. A	97. E	98. C	99. A	100. E
101. E	102. B	103. E	104. D	105. B	106. E	107. C	108. A	109. A	110. D

111. A	112. D	113. E	114. A	115. A	116. C	117. D	118. C	119. B	120. A
121. C	122. B	123. C	124. B	125. B	126. A	127. A	128. D	129. C	130. B
131. B	132. C	133. E	134. A	135. A	136. D	137. C	138. A	139. A	140. E
141. C	142. B	143. C	144. D	145. E	146. A	147. D	148. E	149. B	150. C

140-3

2024全国中医执业医师资格考试模拟试卷（一）

（医学综合笔试部分）

第三单元

考试日期：20××年×月×日

考试时间：9：00～11：00

考生姓名：________

准考证号：________

考 场 号：________

中国协和医科大学出版社

北 京

A_1 型选择题

答题说明

每一道考题下面有 A、B、C、D、E 五个备选答案，请从中选择一个最佳答案。

1. 肺胀与哮病、喘证最关键的鉴别点是
   A. 有无胸腹胀满
   B. 有无咳而喘满
   C. 有无唇甲发绀
   D. 有无肢体水肿
   E. 有无胸部膨满

2. 肺痈成痈期的特点是
   A. 恶寒，发热，咳嗽，痰多
   B. 高热，振寒，咳嗽，气急，胸痛，咳痰黄稠量多，带有腥味
   C. 咳大量腥臭脓痰或脓血痰
   D. 身热渐退，咳嗽减轻，咳吐脓痰渐少，臭味亦淡
   E. 气短，口燥咽干，面色无华，形体消瘦

3. 胸痹重证，阴寒极盛者，其治法是
   A. 散寒化痰通络
   B. 理气通阳化瘀
   C. 芳香温通止痛
   D. 益气温阳散寒
   E. 回阳救逆固脱

4. 时行感冒与风热感冒的鉴别，关键在于
   A. 恶寒的轻与重
   B. 发热的轻与重
   C. 有无咽喉肿痛
   D. 有无流行性
   E. 是否脉数

5. 治疗肺痨气阴耗伤证，应首选的方剂是
   A. 秦艽鳖甲散
   B. 月华丸
   C. 百合固金汤
   D. 保真汤
   E. 补天大造丸

6. 呃逆的基本治法是
   A. 理气化瘀降逆
   B. 疏肝解郁降逆
   C. 和胃降逆止呃
   D. 健脾温中止呃
   E. 清热和胃止呃

7. 不寐的病机总属
   A. 阴虚火旺，心肾不交
   B. 脾虚不运，心神失养
   C. 阳盛阴衰，阴阳失交
   D. 邪扰心神，心神不宁
   E. 气血两虚，心失所养

8. 下列不属于心悸诊断依据的是
   A. 伴有上下冲逆，发自少腹
   B. 劳倦、饱食等因素可诱发
   C. 自觉心中悸动不安，心搏异常
   D. 呈阵发性或持续不解
   E. 伴有胸闷不舒，易怒

9. 治疗胃痛寒邪客胃证，应首选的方剂是
   A. 吴茱萸汤
   B. 良附丸

C. 桂枝人参汤
D. 小建中汤
E. 当归建中汤

10. 治疗腹痛饮食积滞证，应首选的方剂是
A. 保和丸
B. 越鞠丸
C. 枳实导滞丸
D. 枳术丸
E. 木香顺气丸

11. 黄疸最重要的临床特征是
A. 皮肤黄
B. 尿黄
C. 目黄
D. 大便黄
E. 舌苔黄

12. 下列积证的发病原因应除外
A. 情志失调
B. 感受寒湿
C. 饮食所伤
D. 他病转移
E. 外感湿热

13. 厥阴经头痛的部位是
A. 头后部及两侧
B. 枕部及项部
C. 前额部及眉棱处
D. 头两侧及耳部
E. 巅顶或连于目系

14. 下列不是淋证主症的是
A. 小便频数短涩
B. 小便淋沥刺痛
C. 小便欲出未尽
D. 小便量少或无尿
E. 少腹拘急，痛引腰腹

15. 治疗吐血肝火犯胃证，应首选的方剂是
A. 桑菊饮
B. 玉女煎
C. 清营汤
D. 龙胆泻肝汤
E. 泻心汤

16. 寒湿腰痛的治疗主方是
A. 甘姜苓术汤
B. 金匮肾气丸
C. 右归丸
D. 独活寄生汤
E. 附子汤

17. 中风之中经络与中脏腑的区别在于
A. 有无神志不清
B. 有无后遗症
C. 外风与内风
D. 夹痰与夹瘀
E. 邪浅与邪深

18. 按痰饮停积的部位分类，饮流胁下的是
A. 痰饮
B. 支饮
C. 溢饮
D. 悬饮
E. 伏饮

19. 水肿并见恶寒发热，肢节酸楚，脉浮，治疗主方为
A. 麻黄连翘赤小豆汤
B. 防己黄芪汤
C. 五皮饮
D. 越婢加术汤
E. 五苓散

20. 泄泻的辨证要点中，首先要
A. 辨泻下之物

B. 辨暴泻与久泻
C. 辨有无腹痛
D. 辨脏腑定位
E. 辨外感内伤

21. 阳水的特点不包括
A. 发病急、病程短
B. 水肿由上而下
C. 皮肤绷紧光亮
D. 凹陷不易恢复
E. 烦热口渴

22. 治疗郁证心肾阴虚证，应首选的方剂是
A. 天王补心丹合六味地黄丸
B. 安神定志丸合左归丸
C. 丹栀逍遥散合朱砂安神丸
D. 泻心汤合左归丸
E. 龙胆泻肝汤合半夏厚朴汤

23. 治疗黄疸疫毒炽盛证，应首选的方剂是
A. 茵陈蒿汤
B. 甘露消毒丹
C. 《千金》犀角散
D. 龙胆泻肝汤
E. 大柴胡汤

24. 在足趾，大趾末节内侧，趾甲根角侧后方 0.1 寸的穴位是
A. 隐白
B. 大敦
C. 厉兑
D. 至阴
E. 足临泣

25. 在肱骨内上髁与尺骨鹰嘴之间的穴位是
A. 少海
B. 小海
C. 天井
D. 阳谷
E. 肘尖

26. 在颧弓下缘中央与下颌切迹之间凹陷中的穴位是
A. 下关
B. 上关
C. 耳门
D. 听宫
E. 听会

27. 下列各项中，不属于手阳明大肠经腧穴主治病证的是
A. 热病
B. 神志病
C. 皮肤病
D. 胸胁病
E. 头面五官疾病

28. 位于手腕背侧远端横纹肌桡侧，桡骨茎突远端的穴位是
A. 太渊
B. 神门
C. 阳池
D. 阳溪
E. 养老

29. 经络按诊最常用的部位是
A. 交会穴
B. 五输穴
C. 背俞穴
D. 八会穴
E. 八脉交会穴

30. 气海穴位于下腹部，前正中线上
A. 脐中下 0.5 寸
B. 脐中下 1.0 寸
C. 脐中下 1.5 寸

D. 脐中下 2.0 寸
E. 脐中下 2.5 寸

31. 下列腧穴中，不是原络配穴的是
A. 太渊、偏历
B. 大陵、外关
C. 太白、丰隆
D. 太冲、丘墟
E. 冲阳、公孙

32. 在面积较大、肌肉丰厚处拔罐时，多选用
A. 留罐法
B. 走罐法
C. 闪罐法
D. 留针拔罐法
E. 刺血拔罐法

33. 在肘前区，肘横纹肌上肱二头肌肌腱的尺侧缘凹陷中的腧穴是
A. 少海
B. 小海
C. 曲泽
D. 曲池
E. 尺泽

34. 期门穴位于胸部，前正中线旁开 4 寸
A. 第 3 肋间隙
B. 第 4 肋间隙
C. 第 5 肋间隙
D. 第 6 肋间隙
E. 第 7 肋间隙

35. 下列各项中，属于间接灸的是
A. 无瘢痕灸
B. 隔附子饼灸
C. 蒜泥灸
D. 太乙神灸
E. 温灸器灸

36. 治疗面痛应主选的经穴是
A. 手、足阳明及足少阳经脉
B. 手、足阳明及足太阳经脉
C. 手、足太阳及足厥阴经脉
D. 手、足少阳及足太阳经脉
E. 手、足阳明及足少阴经脉

37. 足太阳膀胱经的主治特点是
A. 后头、肩胛病，神志病
B. 后头、背腰病，脏腑病
C. 侧头、耳病，胁肋病
D. 前头、鼻、口齿病
E. 前头、口齿、胃肠病

38. 手少阳三焦经的合穴是
A. 天池
B. 曲池
C. 天井
D. 肩井
E. 阳池

39. 三焦经在上肢的循行部位是
A. 外侧前缘
B. 内侧中线
C. 外侧后缘
D. 内侧前缘
E. 外侧中线

40. 位于颈部，耳垂后方，乳突下端前方凹陷中的腧穴是
A. 角孙
B. 翳风
C. 翳明
D. 牵正
E. 头临泣

41. 期门的定位是
A. 在胸部，第 5 肋间隙，前正中线旁开 4 寸
B. 在胸部，第 6 肋间隙，前正中线旁开 4 寸
C. 在胸部，第 7 肋间隙，前正中线旁开 4 寸
D. 第 11 肋游离端下际
E. 第 12 肋游离端下际

42. 针灸治疗心胆虚怯型心悸，除主穴外，应加取
A. 太冲
B. 太溪
C. 膻中
D. 膈俞
E. 胆俞

43. 针灸治疗痛经气血虚弱证，宜加取
A. 太溪、肾俞
B. 阴陵泉、外关
C. 太冲、血海
D. 气海、脾俞
E. 关元、归来

44. 下列各项中，对经筋的描述不正确的是
A. 其循行均起始于四肢末端
B. 行于体表，不入内脏
C. 有刚筋、柔筋之分
D. 手三阴经筋起于贲
E. 足三阴经筋起于足趾

45. 下列各组取穴中，属于俞募配穴的是
A. 厥阴俞、巨阙
B. 三焦俞、京门
C. 肝俞、章门
D. 心俞、膻中
E. 胆俞、日月

A_2 型选择题

答 题 说 明

每一道考题是以一个小案例出现的，其下面都有 A、B、C、D、E 五个备选答案。请从中选择一个最佳答案。

46. 患者，男，45 岁。发热 1 日，微恶风，汗少，肢体酸重，头昏重胀痛，咳嗽痰黏，鼻流浊涕，心烦口渴，渴不多饮，胸闷脘痞，泛恶，腹胀便溏，舌苔薄黄而腻，脉濡数。治疗应首选的方剂是
A. 银翘散
B. 加减葳蕤汤
C. 荆防达表汤
D. 新加香薷饮
E. 参苏饮

47. 患者，男，28 岁。2 日来喘逆上气，息粗鼻扇，咳而不爽，痰吐稠黏，形寒身热，身痛无汗，口渴，苔薄黄，舌质红，脉浮数。治疗应首选的方剂是
A. 麻黄汤
B. 小青龙汤
C. 麻杏石甘汤
D. 桑白皮汤
E. 三子养亲汤

48. 患者，男，40岁。颈前喉结两旁结块肿大，质软不痛，颈部觉胀，胸闷，喜太息，胸胁窜痛，病情常随情志波动，苔薄白，脉弦。治疗应首选的方剂是
A. 四海舒郁丸
B. 栀子清肝汤
C. 海藻玉壶汤
D. 一贯煎
E. 消瘰丸

49. 患者，女，36岁。近1年来眩晕，劳累即发，面色少华，神疲乏力，倦怠懒言，唇甲不华，纳少腹胀，舌淡苔薄白，脉细弱。其证候诊断是
A. 肾精不足
B. 气血亏虚
C. 痰湿中阻
D. 瘀血阻窍
E. 肝阳上亢

50. 患者，男，45岁。平素喜食辛辣香燥之品，现症见呃逆，呃声洪亮有力，冲逆而出，口臭烦渴，多喜冷饮，脘腹满闷，大便秘结，小便短赤，苔黄燥，脉滑数。治疗应首选的方剂是
A. 丁香散
B. 五磨饮子
C. 益胃汤
D. 竹叶石膏汤
E. 清胃散

51. 患者，女，40岁。昨日晚上贪凉饮冷，今日早上出现腹泻，泄泻清稀如水样，脘闷食少，腹痛肠鸣，头痛，肢体酸痛，舌苔白腻，脉濡缓。其诊断是
A. 腹痛寒邪内阻证
B. 胃痛脾胃虚寒证
C. 泄泻寒湿内停证
D. 腹痛中虚脏寒证
E. 泄泻肾阳虚衰证

52. 患者，男，50岁。大便不干硬，虽有便意，如厕努挣无力，挣则汗出短气，便后疲乏，面色㿠白，舌淡嫩苔薄，脉虚。其治法是
A. 补脾和胃
B. 温阳通便
C. 益气补肺
D. 温中健脾
E. 益气润肠

53. 患者，女，31岁。胁肋胀痛，走窜不定，疼痛每因情志变化而增减，嗳气则胀痛稍舒，胸闷腹胀，纳少口苦，舌苔薄白，脉弦。其诊断是
A. 胁痛瘀血阻络证
B. 胁痛肝郁气滞证
C. 胁痛肝胆湿热证
D. 胸痹气滞心胸证
E. 痰饮病悬饮证

54. 患者，男，26岁。初起恶寒发热，咽痛，眼睑水肿，小便不利，经治后，表证虽解，但肿势未退。现症见身重困倦，胸闷，纳呆，泛恶，苔白腻，脉沉缓。其证候诊断是
A. 水湿浸渍证
B. 湿毒浸淫证
C. 湿热壅盛证
D. 风水相搏证
E. 脾阳虚衰证

55. 患者，女，50岁。自觉午后发热近2个月，口燥咽干，但不多饮，肢体有固定痛处，面色晦暗，舌质青紫，有瘀点，脉涩。本证的证机概要是

A. 血行瘀滞，瘀热内生
B. 痰瘀互结，壅遏化热
C. 气郁日久，化火生热
D. 痰湿内蕴，郁而化热
E. 阴虚阳盛，虚火内炽

56. 患者，男，18 岁。前日因食过饱后即胃脘胀痛，嗳腐吞酸，大便不畅，苔厚腻，前医曾用保和丸不效，现胃脘痛而便闭。当用保和丸合下列何方治疗为最佳
A. 小承气汤
B. 大承气汤
C. 枳实消痞丸
D. 小陷胸汤
E. 理中汤

57. 患者，男，36 岁。发热而欲近衣，形寒怯冷，四肢不温，少气懒言，头晕嗜卧，腰膝酸软，纳少便溏，面色㿠白，舌质淡胖，边有齿痕，苔白润，脉沉细无力。其证候诊断是
A. 气虚发热证
B. 血虚发热证
C. 阴虚发热证
D. 阳虚发热证
E. 气郁发热证

58. 患者，女，21 岁。3 日来身目俱黄，黄色鲜明，发热口渴，腹部胀闷，口干而苦，小便黄赤，舌苔黄腻，脉弦数。其诊断是
A. 黄疸（阳黄）湿重于热证
B. 黄疸（阳黄）热重于湿证
C. 黄疸（阳黄）疫毒炽盛证
D. 黄疸（阳黄）胆腑郁热证
E. 黄疸（阴黄）脾虚湿滞证

59. 患者，男，39 岁。阳痿不举，心悸，失眠多梦，神疲乏力，面色萎黄，食少纳呆，腹胀便溏，舌淡，苔薄白，脉细弱。治疗应首选的方剂是
A. 六味地黄丸
B. 归脾汤
C. 赞育丸
D. 柴胡疏肝散
E. 启阳娱心丹

60. 患者，女，45 岁。腹痛阵阵，痛而拒按，便后腹痛暂缓，痢下赤白脓血，黏稠如胶冻，腥臭，肛门灼热，小便短赤，舌苔黄腻，脉滑数。治疗应首选的方剂是
A. 连理汤
B. 不换金正气散
C. 真人养脏汤
D. 芍药汤
E. 葛根芩连汤

61. 患者，男，55 岁。3 个月前因胸胁部撞伤，出现胁肋刺痛，痛有定处，入夜痛甚，舌质紫暗，脉沉涩。治疗应首选的方剂是
A. 复元活血汤
B. 少腹逐瘀汤
C. 膈下逐瘀汤
D. 调营饮
E. 香附旋覆花汤

62. 患者，女，45 岁。反复尿频急、淋沥涩痛 2 年余。目前小便涩滞不显著，溺痛不甚，但淋沥不已，时作时止，遇劳即发。治疗应首选的方剂是
A. 八正散
B. 小蓟饮子
C. 六味地黄丸
D. 知柏地黄丸

E. 无比山药丸

63. 患者，女，27 岁。既往为冷哮患者，用小青龙汤治疗后，表解而哮喘渐平，现喘则面白汗出，四肢不温，疲惫无神，气短难续，舌质淡胖，脉沉弱。其治疗的主方是
A. 小青龙汤
B. 射干麻黄汤
C. 定喘汤
D. 苏子降气汤
E. 三子养亲汤

64. 患者，女，38 岁。心悸气短，头晕目眩，失眠健忘，面色无华，倦怠乏力，纳呆食少，舌淡红，脉细弱。本证的证机概要是
A. 气血亏损，心虚胆怯，心神失养，神摇不安
B. 心血亏耗，心失所养，心神不宁
C. 肝肾阴虚，水不济火，心火内动，扰动心神
D. 心阳虚衰，无以温养心神
E. 脾肾阳虚，水饮内停，上凌于心，扰乱心神

65. 患者，男，36 岁。平日性情急躁易怒，近日因工作不顺致失眠，不思饮食，口渴喜饮，口苦目赤，小便黄，大便秘结，舌红苔黄，脉弦数。其最佳治疗方剂为
A. 龙胆泻肝汤
B. 丹栀逍遥散
C. 滋水清肝饮
D. 柴胡疏肝散
E. 黄连温胆汤

66. 患者，男，56 岁。刻下眩晕而见精神萎靡，少寐多梦，健忘，腰膝酸软，遗精耳鸣，五心烦热，舌质红，脉弦细数。选方宜选
A. 天麻钩藤饮
B. 归脾汤
C. 左归丸
D. 右归丸
E. 八味肾气丸

67. 患者，女，50 岁。1 周前因情志不舒而出现胃脘胀痛，痛连两胁，嗳气、矢气则痛舒，胸闷嗳气，喜长叹息，大便不畅，舌苔薄白，脉弦。其诊断是
A. 胃痛饮食伤胃证
B. 胃痛脾胃虚寒证
C. 胃痛肝气犯胃证
D. 胁痛肝气郁滞证
E. 胁痛肝络失养证

68. 患者，男，22 岁。头痛，以后头部为主，阵阵发作，痛如锥刺，时有胀痛，每当受风或劳累时疼痛加重，舌苔薄，脉弦。治疗应首选的穴位是
A. 后顶、天柱、昆仑、阿是穴
B. 百会、通天、行间、阿是穴
C. 上星、头维、合谷、阿是穴
D. 通天、头维、太冲、阿是穴
E. 头临泣、目窗、前顶、阿是穴

69. 患者，男，41 岁。大便排出困难，腹中冷痛，面色㿠白，畏寒喜暖，小便清长，舌淡苔白，脉沉迟。治疗除主穴外，还应加取
A. 合谷、内庭
B. 太冲、中脘
C. 脾俞、气海
D. 神阙、关元
E. 足三里、气海

70. 患者，男，32 岁。冷库工作 3 年，腰痛 3 个月。腰部冷痛，得温痛减，舌淡苔白滑，脉沉迟。治疗除主穴外，还应加取
A. 阿是穴、腰夹脊
B. 后溪、申脉
C. 命门、腰阳关
D. 膈俞、次髎
E. 肾俞、太溪

71. 患者，女，45 岁。头痛多年，后头部疼痛固定不移，痛如椎刺，舌暗，脉细涩。针灸治疗除百会、风池外，还应加取
A. 列缺、曲池
B. 申脉、悬钟
C. 肝俞、脾俞
D. 太溪、侠溪
E. 血海、膈俞

72. 患者，男，39 岁。近 3 日来，两胁胀痛，时有恶心呕吐，口苦，舌红苔黄腻。治疗除取期门、太冲、支沟穴外，还应加取
A. 合谷、丘墟
B. 内庭、三阴交
C. 阳陵泉、足三里
D. 内关、行间
E. 足临泣、曲池

73. 患者，女，18 岁。每次行经血量多，色紫红，味臭秽，夹有瘀块。常伴有便秘，口干。舌红苔黄，脉弦数有力。针灸取穴为
A. 三阴交、隐白、内关、太溪
B. 三阴交、隐白、血海、水泉
C. 三阴交、隐白、脾俞、足三里
D. 三阴交、隐白、百会、气海
E. 三阴交、隐白、内庭、关元

74. 患者，女，40 岁。呕吐清水痰涎，脘痞纳呆，头眩心悸，舌苔白腻，脉滑。治疗除主穴外，还应加取
A. 列缺、尺泽
B. 公孙、丰隆
C. 上脘、胃俞
D. 梁门、天枢
E. 脾俞、胃俞

75. 患者，男，40 岁。恶寒、发热 2 日，恶寒重，发热轻，肢体酸楚，苔薄白，脉浮紧。治疗取大椎穴，宜采用的刺灸法是
A. 刺络出血
B. 捻转补法
C. 提插补法
D. 温灸大椎
E. 毫针平补平泻

76. 患者，女，35 岁。腹泻 2 年，晨起则泻，泻后痛减，腹冷喜暖，腰酸腿软，舌淡苔白，脉沉细。治疗除主穴外，还应加取
A. 内庭、曲池
B. 曲池、三阴交
C. 脾俞、太白
D. 肾俞、关元
E. 肝俞、太冲

77. 患儿，女，6 岁。睡中时有遗尿，劳累后尤甚，平素易感冒，面白神疲，纳少，大便时溏，舌淡苔白，脉弱。治疗除主穴外，还应加取
A. 足三里、气海、肺俞
B. 印堂、合谷、太冲
C. 足三里、四缝

D. 肾俞、命门
E. 四缝、天枢

78. 患儿，女，8岁。梦中遗尿，每夜1～2次，精神略显不振，求治于针灸。处方取穴应为
A. 督脉、背俞穴
B. 膀胱经、背俞穴
C. 脾经、背俞穴
D. 任脉、背俞穴
E. 三焦经、背俞穴

79. 患者，男，65岁。耳中如蝉鸣，时作时止，按之鸣声减弱，听力亦下降，同时伴有神疲乏力，食少腹胀，便溏，脉细弱。治疗宜在听宫、翳风、太溪、肾俞基础上，加取
A. 行间、丘墟
B. 外关、合谷
C. 丰隆、阴陵泉
D. 气海、足三里
E. 肾俞、肝俞

80. 患者，女，32岁。行经后小腹部绵绵作痛，喜按，月经色淡，量少。治疗应首选
A. 三阴交、中极、次髎
B. 足三里、太冲、中极
C. 丰隆、天枢、气穴
D. 阴陵泉、中极、阳陵泉
E. 三阴交、足三里、关元

81. 患者，女，28岁。两眼红肿疼痛，眵多，畏光，流泪，兼见头痛，发热，脉浮数。针灸治疗宜选
A. 少商、太阳点刺出血
B. 行间、侠溪点刺出血
C. 外关、中渚点刺出血
D. 少商、上星毫针泻法
E. 内庭、曲池毫针泻法

82. 患者，男，55岁。1年来每日黎明之前腹微痛，痛即泄泻，完谷不化，泻后则安，腹部和下肢畏寒，腰膝酸软，舌淡苔白，脉沉细。治疗除取主穴外，还应加取
A. 胃俞、合谷
B. 肝俞、内关
C. 三焦俞、公孙
D. 肾俞、关元
E. 脾俞、太白

83. 患者，男，20岁。昨日起大便泄泻，发病势急，1日5次，小便减少。治疗应首选的穴位是
A. 上巨虚、太溪、肾俞、命门
B. 足三里、公孙、脾俞、太白
C. 关元、天枢、足三里、冲阳
D. 天枢、上巨虚、阴陵泉、水分
E. 内庭、上巨虚、神阙、中脘

84. 患者，男，62岁。外出散步时，突然昏仆不省人事，伴有口噤不开，牙关紧闭，肢体强痉。治疗应首选的穴位是
A. 督脉、任脉经穴
B. 督脉、足太阳经穴
C. 督脉、手厥阴经穴
D. 任脉、手厥阴经穴
E. 任脉、足太阳经穴

85. 患者，女，33岁。精神抑郁，易怒易哭半年，兼胸胁胀痛，舌苔薄白，脉弦。针刺治疗的配穴为
A. 通里、心俞、三阴交
B. 肝俞、肾俞、太溪、三阴交
C. 天突、照海
D. 膻中、期门

E. 行间、侠溪

A_3 型选择题

答题说明

以下提供若干个案例，每个案例下设三道考题。请根据题干所提供的信息，在每一道考题下面的 A、B、C、D、E 五个备选答案中选择一个最佳答案。

（86～88 题共用题干）

患者，女，56 岁。干咳，少痰色白，声哑，口咽干燥，神疲渐瘦，伴有潮热、盗汗。舌红少苔，脉细数。

86. 其辨证是
A. 肺阴亏耗证
B. 风热犯肺证
C. 肝火犯肺证
D. 痰湿蕴肺证
E. 痰热郁肺证

87. 其治法是
A. 清肺润燥，化痰止咳
B. 疏风清肺，润燥止咳
C. 滋阴润肺，化痰止咳
D. 养阴清肺，化痰止咳
E. 补益肺肾，化痰止咳

88. 治疗应首选的方剂是
A. 百合固金汤
B. 清燥救肺汤
C. 竹叶石膏汤
D. 麦门冬汤
E. 沙参麦冬汤

（89～91 题共用题干）

患者，女，79 岁。慢性肺心病病史 10 余年。近几日出现胸闷、气短、心悸，活动后加剧，神疲乏力，自汗，面色㿠白，口唇发绀，肢肿时作，舌淡胖有瘀斑，脉涩、结、代。

89. 其证候是
A. 气虚血瘀证
B. 气阴两虚证
C. 阳虚水泛证
D. 气滞血瘀证
E. 痰浊痹阻证

90. 其治法是
A. 活血化瘀，通脉止痛
B. 益气养阴，活血化瘀
C. 补益心肺，活血化瘀
D. 益气温阳，化瘀利水
E. 回阳固脱

91. 治疗应首选的方剂是
A. 生脉散合血府逐瘀汤
B. 真武汤合葶苈大枣泻肺汤
C. 瓜蒌薤白半夏汤合涤痰汤加减
D. 保元汤合血府逐瘀汤
E. 参附龙骨牡蛎汤

（92～94 题共用题干）

患者，男，26 岁。癫痫病史 6 个月。发作时昏仆、抽搐、吐涎。病情较轻时 10 日左右发作 1 次，严重时每日发作。现症见心烦易怒、口苦咽干、大便偏干、小便黄赤。舌红，苔黄腻，脉弦滑而数。

92. 其辨证是
A. 痰火扰神证

B. 风痰闭阻证
C. 瘀阻脑络证
D. 心脾两虚证
E. 心肾亏虚证

93. 其治法是
A. 补益气血，健脾宁心
B. 补益心肾，潜阳安神
C. 活血化瘀，息风通络
D. 清热泻火，化痰开窍
E. 涤痰息风，开窍定痫

94. 治疗应首选的方剂是
A. 知柏地黄丸
B. 六味地黄丸
C. 左归丸
D. 龙胆泻肝汤合涤痰汤
E. 天麻钩藤饮

(95～97 题共用题干)

患者，女，48 岁。常呕吐吞酸，嗳气频繁，伴有胸胁胀痛，舌淡红，苔薄，脉弦。

95. 其治法是
A. 疏邪解表，化浊和中
B. 消食化滞，和胃降逆
C. 温中化饮，和胃降逆
D. 疏肝理气，和胃降逆
E. 健脾益气，和胃降逆

96. 治疗应首选的方剂是
A. 保和丸加减
B. 四七汤加减
C. 藿香正气散加减
D. 小半夏汤合苓桂术甘汤加减
E. 香砂六君子汤加减

97. 若患者兼见呕吐黄色苦水，则应加
A. 丁香、柿蒂、黄连
B. 焦神曲、焦麦芽、焦山楂
C. 炒白术、茯苓、党参
D. 砂仁、白扁豆、山药
E. 白芍、枳壳、木香、金钱草

(98～100 题共用题干)

患者，女，34 岁。面浮身肿，腰以下甚，按之凹陷不起，神疲怕冷，时觉心悸喘促，腹部胀满有水，尿少，舌质淡胖，苔白，脉沉细。诊断为水肿。

98. 其辨证是
A. 风水相搏证
B. 肾阳衰微证
C. 瘀水互结证
D. 脾阳虚衰证
E. 湿热壅盛证

99. 其治法是
A. 健脾温阳，利水行气
B. 温肾助阳，化气行水
C. 分利湿热，化气祛瘀
D. 疏风清热，宣肺行水
E. 宣肺解毒，利湿消肿

100. 治疗应首选的方剂是
A. 越婢加术汤
B. 平喘固本汤合补肺汤
C. 济生肾气丸合真武汤
D. 实脾饮
E. 真武汤合五苓散

(101～103 题共用题干)

患者，女，28 岁。症见小便黄赤灼热，尿血鲜红，心烦口渴，面赤口疮，夜寐不安，舌质红，脉数。

101. 其诊断是
A. 淋证

B. 尿浊
C. 尿血
D. 癃闭
E. 关格

102. 其治法是
A. 清热利湿，通利小便
B. 清热利湿，通淋排石
C. 清热利湿通淋
D. 滋阴清热，补虚止血
E. 清热利湿，凉血止血

103. 治疗应首选的方剂是
A. 槐角丸
B. 八正散
C. 小蓟饮子
D. 导赤散
E. 知柏地黄丸

（104～106 题共用题干）
患者，女，54 岁。发热数日，热退后出现下肢软弱无力，行走不便，伴有心烦口渴，咽干不利，呛咳阵作，小便黄赤，大便干燥，舌红少津，苔黄，脉细数。

104. 其诊断是
A. 痿证
B. 痉证
C. 痹证
D. 厥证
E. 中风

105. 其辨证是
A. 脾胃亏虚证
B. 肺热津伤证
C. 湿热浸淫证
D. 肝肾亏虚证
E. 阴虚血瘀证

106. 治疗应首选的方剂是
A. 百合固金汤
B. 虎潜丸
C. 清燥救肺汤
D. 加味二妙散
E. 半夏厚朴汤

（107～109 题共用题干）
患者，男，76 岁。有高血压病史，凌晨 5 时起床小便，突然出现左侧肢体麻木，活动不利，并伴有头晕目眩，苔白腻，脉弦滑。

107. 其诊断是
A. 中风
B. 眩晕
C. 痫病
D. 癫证
E. 痉证

108. 针灸治疗应选取的主穴是
A. 百会、风池、太冲、内关
B. 百会、风池、肝俞、肾俞、足三里
C. 水沟、百会、后溪、内关、涌泉
D. 水沟、内关、三阴交、极泉、尺泽、委中
E. 水沟、十二井、太冲、丰隆、劳宫

109. 治疗除主穴外，还应选取的腧穴是
A. 颊车、合谷
B. 气海、关元
C. 丰隆、合谷
D. 足三里、照海
E. 太溪、照海

（110～112 题共用题干）
患者，男，28 岁。1 日前因饮食不洁，出现腹痛，腹泻，下痢赤白，里急后重，肛门灼热，心烦口渴，小便短赤，舌苔黄腻，脉滑数。

110. 其辨证是
A. 湿热痢
B. 疫毒痢
C. 寒湿痢
D. 噤口痢
E. 休息痢

111. 针灸治疗应选取的主穴是
A. 中脘、足三里、内关
B. 关元、脾俞、肾俞、三焦俞、秩边
C. 天枢、上巨虚、阴陵泉、水分
D. 天枢、上巨虚、合谷、三阴交
E. 天枢、大肠俞、上巨虚、支沟

112. 治疗除选取主穴外，应加用的腧穴是
A. 中脘、上脘
B. 中脘、内关
C. 曲池、内庭
D. 脾俞、下脘
E. 行间、足三里

(113 ~115 题共用题干)

患者，男，26 岁。食海鲜后皮肤出现大小不等、形状不一的风团，高起皮肤，边界清楚，色红，瘙痒，伴有恶心，肠鸣泄泻，舌红，苔黄腻，脉滑数。

113. 其辨证是
A. 肝胆火盛证
B. 肝郁气滞证
C. 脾胃湿热证
D. 胃肠积热证
E. 风热犯表证

114. 针灸治疗应选取的主穴是
A. 曲泽、曲池、大椎、风门、血海
B. 外关、风池、合谷、膈俞、三阴交
C. 阿是穴、曲池、合谷、血海、膈俞
D. 曲池、合谷、血海、膈俞、三阴交
E. 局部阿是穴、相应夹脊穴

115. 除主穴外，还应加取
A. 阴陵泉、内庭
B. 足三里、天枢
C. 内关、肺俞
D. 足三里、脾俞
E. 风门、风池

(116 ~118 题共用题干)

患者，女，26 岁。每至经期出现腹痛，痛势绵绵，月经色淡，量少，伴有面色苍白，倦怠无力，舌淡，脉细弱。

116. 其辨证是
A. 痰气郁结证
B. 气血虚弱证
C. 肾气亏损证
D. 寒凝血瘀证
E. 气滞血瘀证

117. 针灸治疗应主选的经脉是
A. 任脉、足少阴经
B. 任脉、足厥阴经
C. 任脉、足太阴经
D. 带脉、冲脉、任脉
E. 任脉、足太阴经、足阳明经

118. 治疗除三阴交、关元、足三里外，还应选取
A. 太冲、血海
B. 关元、归来
C. 太冲、气海
D. 太溪、肾俞
E. 气海、脾俞

B_1 型选择题

答 题 说 明

以下提供若干组考题，每组考题共用在考题前列出的 A、B、C、D、E 五个备选答案。请从中选择一个与问题关系最密切的答案。每个备选答案可能被选择一次、多次或不被选择。

（119 ~ 120 题共用备选答案）

A. 桔梗杏仁煎
B. 银翘散
C. 月华丸
D. 桑杏汤
E. 加味桔梗汤

119. 治疗咳嗽风燥伤肺证，应首选的方剂是
120. 治疗肺痈溃脓期，应首选的方剂是

（121 ~ 122 题共用备选答案）

A. 半夏白术天麻汤
B. 涤痰汤
C. 当归活血饮
D. 七福饮
E. 还少丹

121. 治疗痴呆脾肾两虚证，应首选的方剂是
122. 治疗痴呆痰浊蒙窍证，应首选的方剂是

（123 ~ 124 题共用备选答案）

A. 中满分消丸合茵陈蒿汤
B. 柴胡疏肝散合胃苓汤
C. 实脾饮
D. 附子理苓汤
E. 茵陈五苓散

123. 治疗臌胀气滞湿阻证，应首选的方剂是
124. 治疗臌胀水湿困脾证，应首选的方剂是

（125 ~ 126 题共用备选答案）

A. 藿香正气散加荆芥、防风
B. 藿香正气散加木香、枳壳
C. 藿香正气散去白术，加鸡内金、神曲
D. 新加香薷饮
E. 黄连解毒汤

125. 外邪犯胃之呕吐，若伴有脘痞嗳腐，饮食停滞，治疗应首选的方剂是
126. 外邪犯胃之呕吐，若风寒偏重，寒热无汗，治疗应首选的方剂是

（127 ~ 128 题共用备选答案）

A. 气滞湿阻
B. 气滞痰阻
C. 气滞饮聚
D. 气滞血瘀
E. 气滞水停

127. 积证的基本病理为
128. “梅核气”的基本病理为

（129 ~ 130 题共用备选答案）

A. 头昏胀痛
B. 头痛如裹
C. 昏蒙重痛
D. 痛点固定

E. 头痛且空
129. 痰浊头痛的特点是
130. 瘀血头痛的特点是

(131～132 题共用备选答案)
A. 参苓白术散
B. 独活寄生汤
C. 清燥救肺汤
D. 虎潜丸
E. 圣愈汤合补阳还五汤
131. 治疗痿证肝肾亏损者，应首选的方剂是
132. 治疗痿证脉络瘀阻者，应首选的方剂是

(133～134 题共用备选答案)
A. 清肠化湿，调气和血
B. 清热解毒，凉血除积
C. 散寒燥湿化浊
D. 温中理脾
E. 温补固涩
133. 湿热型痢疾的治法是
134. 疫毒型痢疾的治法是

(135～136 题共用备选答案)
A. 小承气汤
B. 枳实导滞丸
C. 大承气汤
D. 少腹逐瘀汤
E. 大柴胡汤
135. 治疗湿热壅滞型腹痛，应首选的方剂是
136. 治疗瘀血型腹痛，应首选的方剂是

(137～138 题共用备选答案)
A. 胀痛，走窜不定
B. 隐痛，悠悠不休
C. 刺痛，痛有定处
D. 重着或灼热疼痛，触痛明显
E. 剧痛，连及肩背
137. 胁痛瘀血阻络证的疼痛特点是
138. 胁痛肝络失养证的疼痛特点是

(139～140 题共用备选答案)
A. 真武汤
B. 五苓散
C. 八珍汤
D. 参附龙骨牡蛎汤
E. 独参汤
139. 治疗心衰之阳虚水泛证，应首选的方剂是
140. 治疗心衰之喘脱危证，应首选的方剂是

(141～142 题共用备选答案)
A. 不换金正气散
B. 芍药汤
C. 驻车丸
D. 桃花汤
E. 连理汤
141. 治疗痢疾之休息痢，应首选的方剂是
142. 治疗痢疾之湿热痢，应首选的方剂是

(143～144 题共用备选答案)
A. 厥阴在前，太阴在中，少阴在后
B. 少阴在前，厥阴在中，太阴在后
C. 厥阴在前，少阴在中，太阴在后
D. 太阴在前，厥阴在中，少阴在后
E. 太阴在前，少阴在中，厥阴在后
143. 足三阴经在内踝上 8 寸以下的分布规律是
144. 足三阴经在内踝上 8 寸以上的分布规律是

(145～146 题共用备选答案)
A. 神门

B. 章门
C. 期门
D. 风门
E. 哑门

145. 主治腹痛、胁痛、黄疸、痞块的腧穴是
146. 主治乳痈、呃逆、腹胀、奔豚的腧穴是

（147～148 题共用备选答案）
A. 风池、合谷
B. 大椎、束骨
C. 内关、合谷
D. 风池、肩井
E. 血海、肩井

147. 风寒袭络型落枕，除主穴外应配用
148. 气血瘀滞型落枕，除主穴外应配用

（149～150 题共用备选答案）
A. 鱼腰、球后
B. 血海、膈俞
C. 少商、外关
D. 行间、侠溪
E. 列缺、照海

149. 治疗目赤肿痛外感风热者，可配用
150. 治疗目赤肿痛肝胆火盛者，可配用

第三单元参考答案

1. E	2. B	3. C	4. D	5. D	6. C	7. C	8. A	9. B	10. C
11. C	12. E	13. E	14. D	15. D	16. A	17. A	18. D	19. D	20. B
21. D	22. A	23. C	24. A	25. B	26. A	27. D	28. D	29. C	30. C
31. D	32. B	33. C	34. D	35. B	36. B	37. B	38. C	39. E	40. B
41. B	42. E	43. D	44. D	45. E	46. D	47. C	48. A	49. B	50. D
51. C	52. E	53. B	54. A	55. A	56. A	57. D	58. B	59. B	60. D
61. A	62. E	63. D	64. B	65. A	66. C	67. C	68. A	69. D	70. C
71. E	72. D	73. B	74. B	75. D	76. D	77. A	78. D	79. D	80. E
81. A	82. D	83. D	84. C	85. D	86. A	87. C	88. E	89. A	90. C
91. D	92. A	93. D	94. D	95. D	96. B	97. E	98. B	99. B	100. C
101. C	102. E	103. C	104. A	105. B	106. C	107. A	108. D	109. C	110. A
111. D	112. C	113. D	114. D	115. B	116. B	117. E	118. E	119. D	120. E
121. E	122. B	123. B	124. C	125. C	126. A	127. D	128. B	129. C	130. D
131. D	132. E	133. A	134. B	135. C	136. D	137. C	138. B	139. A	140. D
141. E	142. B	143. A	144. D	145. B	146. C	147. A	148. C	149. C	150. D

140-4

2024全国中医执业医师资格考试模拟试卷（一）

（医学综合笔试部分）

第四单元

考试日期：20××年×月×日

考试时间：13：30～15：30

考生姓名：________

准考证号：________

考 场 号：________

中国协和医科大学出版社

北 京

A_1 型选择题

答 题 说 明

每一道考题下面有 A、B、C、D、E 五个备选答案，请从中选择一个最佳答案。

1. 疮疡破溃后，不宜使用的外用药是
   A. 膏药
   B. 油膏
   C. 箍围药
   D. 酊剂
   E. 腐蚀药

2. 疮疡温阳托毒法的代表方是
   A. 透脓散
   B. 托里消毒散
   C. 托里透脓汤
   D. 四妙汤
   E. 神功内托散

3. 下列切开法的注意事项中，错误的是
   A. 在关节部位，宜谨慎开刀，切口应越过关节
   B. 血瘤、岩肿不宜切开
   C. 患者体弱应先内服调补药，然后开刀
   D. 面部疔疮，尤其是口鼻部位，应忌早期开刀
   E. 切开后，由脓自流，切忌用力挤压

4. 颈痈脓尽适用的外敷药物是
   A. 红油膏
   B. 白玉膏
   C. 太乙膏
   D. 金黄膏
   E. 玉露膏

5. 下列不属于确认成脓的方法是
   A. 按触法
   B. 推拿法
   C. 穿刺法
   D. 透光法
   E. 点压法

6. 下列关于有头疽的病因病机，不正确的是
   A. 感受风温、湿热之毒
   B. 情志内伤，气郁化火
   C. 肾气亏损，火邪炽盛
   D. 膏粱厚味，湿热火毒
   E. 外感风温，风热夹痰

7. 流注的病因为
   A. 跌打损伤，瘀血停留
   B. 内郁湿火，外感风邪
   C. 恣食膏粱厚味
   D. 皮肤外伤感染湿邪
   E. 患疿痘、麻疹之后，体虚余毒未清

8. 肉瘿可选用的外治法是
   A. 回阳玉龙膏掺黑退消
   B. 太乙膏掺红灵丹
   C. 阳和解凝膏掺桂麝散或黑退消
   D. 太乙膏掺阳毒内消散
   E. 阳和解凝膏掺阳毒内消散

9. 头发突然成片脱落，脱发区头皮光滑而亮，为
   A. 油风

B. 白秃疮
C. 白屑风
D. 肥疮
E. 面游风

10. 一期梅毒的主要表现为
A. 杨梅疮
B. 横痃
C. 疳疮
D. 杨梅结毒
E. 小儿遗毒

11. 血栓性外痔好发于
A. 截石位3、7、11点
B. 截石位3、9点
C. 截石位6、12点
D. 截石位1、8点
E. 截石位4、10点

12. 下列关于锁肛痔特点的描述中，错误的是
A. 大便中有黏液脓血
B. 有特殊臭味
C. 大便次数增多
D. 便血呈间断性
E. 里急后重

13. 破伤风后肌肉强直性痉挛最早出现于
A. 四肢
B. 躯干
C. 头面
D. 手足
E. 颈项

14. 治疗月经过少血瘀证，应首选的方剂是
A. 少腹逐瘀汤
B. 温经汤
C. 桃红四物汤
D. 艾附暖宫丸
E. 血府逐瘀汤

15. 月经后期气滞证的治法是
A. 扶阳理气调经
B. 补肾活血调经
C. 理气行滞调经
D. 健脾疏肝调经
E. 理气活血调经

16. 月经先期肝郁血热证的治法是
A. 疏肝清热，凉血调经
B. 补肾疏肝，调经止血
C. 疏肝解郁，理气调经
D. 疏肝清热，固冲调经
E. 疏肝健脾，摄血调经

17. 固阴煎治疗月经先期的适应证候是
A. 脾气虚证
B. 肾气虚证
C. 阴虚血热证
D. 阳盛血热证
E. 肝郁血热证

18. 固冲汤治疗崩漏的适应证候是
A. 气血不足证
B. 肾虚证
C. 心脾两虚证
D. 虚热证
E. 脾虚证

19. 治疗痛经湿热瘀阻证，应首选的方剂是
A. 清热调血汤
B. 龙胆泻肝汤
C. 知柏地黄汤
D. 血府逐瘀汤
E. 加味逍遥散

20. 下列关于湿热下注证带下过多的主证描述中，错误的是
A. 带下量多，色黄，质黏腻，有臭气
B. 带下色白质黏如豆腐渣样，阴痒
C. 胸闷口腻，纳食较差，小腹作痛
D. 面部烘热，五心烦热，失眠多梦
E. 舌苔黄腻，脉滑数

21. 带下色黄，量多，质黏稠，其辨证是
A. 血热证
B. 热毒证
C. 脾虚证
D. 肾虚证
E. 湿热证

22. 下列各项中，属于妊娠恶阻脾胃虚弱证临床表现的是
A. 呕吐清涎或痰涎
B. 呕吐酸腐
C. 呕吐酸水或苦水
D. 干呕或呕吐血性物
E. 呕吐黄水

23. 治疗妊娠小便不通气虚证，应首选的方剂是
A. 独参汤
B. 举元煎
C. 四君子汤
D. 补中益气汤
E. 益气导溺汤

24. 下列各项中，属于“产后三病”的是
A. 产后血晕、产后发热、产后腹痛
B. 产后痉病、产后大便难、产后郁冒
C. 产后小便不通、产后恶露不绝、产后小便淋痛
D. 产后呕吐、泄泻、盗汗
E. 产后冲心、冲肺、冲胃

25. 下列各项中，属于产后身痛血虚证临床表现的是
A. 产后肢体关节疼痛，屈伸不利
B. 产后身痛，尤见下肢疼痛、麻木
C. 产后遍身关节酸楚
D. 产后身痛，痛无定处
E. 产后腰膝、足跟疼痛

26. 产后发热外感证的中医治法是
A. 养血祛风，疏解表邪
B. 活血化瘀，和营退热
C. 清热解毒，凉血化瘀
D. 解表散寒，疏风解毒
E. 养血祛风，活血化瘀

27. 按公式计算，6 岁小儿正常体重是
A. 15kg
B. 16kg
C. 18kg
D. 20kg
E. 22kg

28. 小儿“纯阳”之体的含义是
A. 阳常有余
B. 发育迅速
C. 有阳无阴
D. 阴亏阳亢
E. 独阳

29. 小儿指纹色紫红，其证候是
A. 瘀热内结
B. 外感风寒
C. 外感风热
D. 内有虚寒
E. 邪热郁滞

30. 小儿感冒后容易出现睡卧不宁，惊惕抽风的症状，其病机是

A. 脾常不足
B. 肺常不足
C. 肝常有余
D. 肾常不足
E. 心常有余

31. 肺炎喘嗽心阳虚衰证的治法是
A. 清心开窍，平肝息风
B. 温补心阳，救逆固脱
C. 补肺益气，健脾化痰
D. 挽阴回阳，救逆固脱
E. 清热涤痰，开肺定喘

32. 脾肾阳虚泻的治法是
A. 健脾温阳，助运止泻
B. 健脾益气，酸甘敛阴
C. 补肾滋阴，平肝降火
D. 温补脾肾，固涩止泻
E. 挽阴回阳，救逆固脱

33. 治疗厌食脾胃气虚证，应首选的方剂是
A. 保和丸
B. 异功散
C. 四君子汤
D. 补中益气汤
E. 不换金正气散

34. 治疗口疮心火上炎证，应首选的方剂是
A. 导赤散
B. 凉膈散
C. 泻心汤
D. 泻心导赤散
E. 黄连解毒汤

35. 汗证湿热迫蒸证的治疗原则是
A. 益气固表
B. 调和营卫
C. 益气养阴
D. 清热泻脾
E. 通下利湿

36. 遗尿肾气不足证的治法是
A. 补肾纳气，泻肝止遗
B. 补肺益脾，固涩膀胱
C. 补肾益气，升提固摄
D. 温补肾阳，固涩膀胱
E. 益气滋肾，固涩缩尿

37. 麻疹疹点先见于
A. 头面
B. 颈部
C. 胸腹
D. 四肢
E. 耳后发际

38. 热退疹出，疹细稠密如玫瑰红色者是
A. 麻疹
B. 风痧
C. 奶麻
D. 丹痧
E. 瘾疹

39. 丹痧的基本治疗原则是
A. 疏风解表，清利咽喉
B. 辛散寒邪，化痰利咽
C. 清热解毒，清利咽喉
D. 温化寒湿，化痰利咽
E. 滋阴清热，润肺利咽

A_2 型选择题

答题说明

每一道考题是以一个小案例出现的，其下面都有 A、B、C、D、E 五个备选答案。请从中选择一个最佳答案。

40. 患者，男，40 岁。有消渴病史。项后发际处有多个红色结块，灼热疼痛，溃脓后愈合，但不久又发，经年难愈。其诊断是
A. 痈
B. 疔疮
C. 暑疖
D. 疖病
E. 有头疽

41. 患者，女，28 岁。产后 20 日，左乳肿痛，伴有发热，恶寒，口干，舌红苔薄黄，脉浮数。查体：左乳外上象限可扪及一硬块，皮肤微红压痛。诊断为急性乳腺炎，治疗应首选青霉素加
A. 瓜蒌牛蒡汤
B. 透脓散
C. 四妙散
D. 黄连解毒汤
E. 仙方活命饮

42. 患者，女，45 岁。股肿湿热下注证，症见发病较急，下肢粗肿，局部发热、发红、疼痛，活动受限，舌质红，苔黄腻，脉弦滑。治疗应首选的方剂是
A. 活血通脉汤
B. 四妙勇安汤
C. 参苓白术散
D. 大黄牡丹汤
E. 附子薏苡仁汤

43. 患者，女，25 岁。外阴部有成群水疱，互相融合，易破糜烂，灼热痛痒，同时伴有发热，尿频、尿急、尿痛，苔黄，脉弦。其治法是
A. 健脾利湿
B. 疏风清热
C. 清热利湿
D. 清泻肝火
E. 养阴清热

44. 患者，女，22 岁。经期延后，量少、色暗、有血块，腹痛喜热，畏寒，舌暗苔白，脉沉紧。其治法是
A. 暖宫止痛调经
B. 理气止痛调经
C. 活血行气调经
D. 扶阳祛寒调经
E. 温经散寒调经

45. 患者，女，48 岁。平时白带量多，终日不断，质稀清冷，腰膝酸冷，小腹发凉，小便清长，夜尿频多，舌淡苔薄白，脉沉迟。治疗应首选的方剂是
A. 完带汤
B. 金匮肾气丸
C. 内补丸
D. 止带方
E. 易黄汤

46. 患者，女，31 岁，已婚。曾孕 3 次，均

自然流产，平日头晕、耳鸣，腰膝酸软，精神萎靡，现又妊娠 33 日，夜尿频多，面色晦暗，舌淡苔白，脉沉弱。治疗应首选的方剂是

A. 加味阿胶汤
B. 补肾安胎饮
C. 泰山磐石散
D. 补肾固冲丸
E. 保胎丸

47. 患者，女，24 岁，已婚。产后 10 日，高热 3 日，下腹疼痛拒按，恶露量少，色紫暗，有臭味，烦热渴饮，尿黄便结，舌红苔黄厚，脉滑数。其证候是

A. 外感风热
B. 阴虚内热
C. 血热
D. 血瘀
E. 感染邪毒

48. 患儿，男，日龄 10 日。诊断为胎怯。症见啼哭无力，多卧少动，皮肤干皱，肌肉瘠薄，四肢不温，吮乳乏力，呛乳溢乳，腹胀腹泻，甚而水肿，指纹淡。其证候是

A. 肾精薄弱
B. 心脾不足
C. 肺气虚弱
D. 脾肾两虚
E. 肝脾两虚

49. 患儿，男，3 岁。面色萎黄，困倦乏力，不思乳食，食则饱胀，腹满喜按，大便溏薄酸臭，舌质淡，苔白腻脉细滑，指纹淡滞。其治法是

A. 消乳消食，和中导滞
B. 健脾和胃，和中导滞
C. 和脾助运，降逆止呕
D. 补土抑木，消食导滞
E. 健脾助运，消食化滞

50. 患儿，女，5 岁。心悸不宁，胸闷憋气，心前区痛如针刺，脘闷呕恶，面色晦暗，唇甲发绀，舌体胖，舌质紫暗，或舌边尖有瘀点，舌苔腻，脉滑或结代。治疗应首选的方剂是

A. 桂枝甘草龙骨牡蛎汤
B. 银翘散
C. 葛根芩连汤
D. 炙甘草汤合生脉散
E. 瓜蒌薤白半夏汤合失笑散

51. 患儿，男，7 岁。面红耳赤，烦躁易怒，皱眉眨眼，张口歪嘴，摇头耸肩，发作频繁，抽动有力，口出异声秽语，大便秘结，小便短赤，舌红苔黄，脉弦数。首先考虑的诊断是

A. 惊风
B. 痫证
C. 抽动障碍
D. 注意力缺陷多动症
E. 痉挛症

52. 患者，男，38 岁。左颧面部疔疮，根深坚硬，形如钉丁状，红肿灼痛，伴有发热、恶寒、头痛等全身症状，舌红苔腻，脉滑数。其治法是

A. 清热消肿
B. 和营消肿
C. 清热凉血
D. 清热解毒
E. 和营托毒

53. 患者，男，36 岁。头面部皮肤出现潮红斑片，有油腻性痂屑，部分糜烂、渗出，伴有口苦口黏，脘腹痞满，小便短

赤，大便臭秽，舌质红，苔黄腻，脉滑数。治疗应首选的方剂是
A. 七宝美髯丹
B. 消风散合当归饮子
C. 参苓白术散合茵陈蒿汤
D. 四物汤合六味地黄丸
E. 除湿胃苓汤合当归饮子

54. 患者，女，60 岁。左小腿焮红、灼热、疼痛，伴有高热 3 日。症见小腿皮肤鲜红一片，稍高出皮面，色如丹涂，扪之灼热，疮周色红，边界清楚，按压时红色稍褪，放手后立即恢复。体温 39℃，伴有胃纳不佳，大便 2 日未行。其诊断是
A. 丹毒
B. 足背发
C. 痈
D. 类丹毒
E. 烂疔

55. 患者，女，50 岁。诊断为肉瘿。急躁易怒，汗出心悸，失眠多梦，消谷善饥，形体消瘦，手部震颤。其辨证是
A. 肝郁气滞证
B. 气滞痰凝证
C. 气阴两虚证
D. 肝肾不足证
E. 冲任失调证

56. 患者，女，26 岁。产后第 3 周出现恶寒、发热，右乳肿胀、疼痛，体温 38.7℃，检查见右乳红肿，无波动感，口渴，舌红，苔薄黄，脉数。其治法是
A. 切开引流
B. 疏肝理气，化痰散结
C. 疏肝清胃，通乳消肿
D. 清热解毒，托里透脓
E. 泻火解毒利湿

57. 患者，男，56 岁。有结石病史，腰部胀痛，时发时止，遇劳加重，疲乏无力，尿少或频数不爽，舌淡苔薄，脉细无力。治疗应首选的方剂是
A. 三金排石汤
B. 金匮肾气丸
C. 济生肾气丸
D. 右归丸
E. 补中益气汤

58. 患者，男，48 岁。肩背皮肤浅层肿块，与皮肤粘连，瘤体表面中心有黑色粗大毛孔，挤压时有臭味脂浆溢出。其诊断是
A. 脂瘤
B. 肉瘤
C. 流痰
D. 血瘤
E. 筋瘤

59. 患者，男，60 岁。有白疕病史多年，此次发病皮损多见于腋窝、腹股沟，红斑糜烂，痂屑黏厚，瘙痒剧烈，伴有关节肿胀、疼痛，晨僵明显，舌质红，苔黄腻，脉滑。可选用的方剂为
A. 当归饮子加减
B. 犀角地黄汤加减
C. 桃红四物汤加减
D. 清瘟败毒饮加减
E. 萆薢渗湿汤加减

60. 患者，男，56 岁。患冠心病多年，3 小时前突然出现双下肢剧烈疼痛，行走困难，局部皮肤苍白。检查双下肢股动脉搏动消失，双膝以下皮温低，肌力 4 级。中医初步诊断为

A. 青筋腿
B. 股肿
C. 脱疽
D. 臁疮
E. 血瘤

61. 患者，男，68 岁。起湿疮 10 余年，皮损反复发作，足背及双肘部有暗红斑块，粗糙肥厚，消退后留有色素沉着，剧痒难忍，遇热瘙痒加重。近日口干不欲饮，纳差，腹胀，舌淡，苔白，脉弦细。其辨证属于
A. 血虚风燥证
B. 脾虚湿蕴证
C. 湿热蕴肤证
D. 气滞血瘀证
E. 湿热浸淫证

62. 患者，女，35 岁。月经周期延后，量少，色暗有块，小腹冷痛拒按，得热痛减；畏寒肢冷，面色青白；舌质淡暗，苔白，脉沉紧。其证候是
A. 气滞证
B. 肾虚证
C. 实寒证
D. 痰湿证
E. 虚寒证

63. 患者，女，40 岁。月经过多，色淡红，质清稀；神疲肢倦，气短懒言，小腹空坠，面色㿠白；舌淡，苔薄，脉细弱。治疗应首选的方剂是
A. 温经汤
B. 归脾汤
C. 保阴煎
D. 补中益气汤
E. 举元煎

64. 患者，女，30 岁。妊娠 37 日，阴道少量流血 7 日，色淡暗，腰酸、下腹坠痛 3 日，面部暗斑，舌淡，苔白，脉沉细滑，尺脉弱。其证候是
A. 气血虚弱证
B. 肾虚证
C. 血热证
D. 脾虚证
E. 血瘀证

65. 患者，女，49 岁。月经紊乱，经色鲜红；头晕目眩，耳鸣，头部面颊阵发性烘热，汗出，五心烦热，腰膝酸痛，足跟疼痛，尿少色黄；舌红，少苔，脉细数。治疗应首选的方剂是
A. 六味地黄丸
B. 肾气丸
C. 右归丸
D. 二仙汤
E. 左归丸

66. 患者，女，32 岁，已婚。经行肢体肿胀，按之随手而起，经色暗红有块，伴有脘闷胁胀，善叹息，舌紫暗，苔薄白，脉弦涩。治疗应首选的方剂是
A. 苓桂术甘汤
B. 参苓白术散
C. 八物汤
D. 肾气丸
E. 丹栀逍遥丸

67. 患者，女，30 岁。婚久不孕，形体肥胖，月经稀发，带下量多，色白质黏无臭；头晕心悸，胸闷泛恶，面目虚浮；舌淡胖，苔白腻，脉滑。治疗应首选的方剂是
A. 苍附导痰丸
B. 启宫丸

C. 丹溪治湿痰方
D. 开郁二陈汤
E. 六君子汤

68. 患者，女，30岁。停经37日，下腹隐痛7日，脉弦滑，尿妊娠试验阳性，右侧附件可扪及一软性包块，压痛（+）。首先考虑的诊断是
A. 异位妊娠未破损型
B. 异位妊娠已破损型
C. 异位妊娠已破损休克型
D. 异位妊娠已破损不稳定型
E. 异位妊娠已破损包块型

69. 患者，女，40岁。平素性情抑郁，不善言辞，近3个月出现月经先后不定期，经量多而有块，经行难净，色暗，小腹胀满，苔薄，脉弦。其诊断是
A. 肝郁证
B. 肾虚证
C. 脾虚证
D. 气虚证
E. 血瘀证

70. 患者，女，46岁。近3个月月经时或提前，时或错后，头部面颊阵发性烘热汗出，五心烦热，腰膝酸痛，溲黄便结，舌红苔少，脉细数。治疗应首选的方剂是
A. 左归丸
B. 六味地黄丸
C. 知柏地黄丸
D. 保阴煎
E. 固阴煎

71. 患者，女，40岁。经前或经期吐血、衄血，量少色暗红，头晕耳鸣，手足心热，月经先期、量少，舌红少苔，脉细数。治疗应首选的方剂是
A. 清肝引经汤
B. 安冲汤
C. 固冲汤
D. 顺经汤
E. 两地汤

72. 患儿，男，4岁。发热，体温38.2℃，恶寒重，无汗，头痛，流清涕，打喷嚏，咳嗽，口不渴，咽不红，舌淡红，苔薄白，脉浮紧。其治法是
A. 辛温解表，疏风散寒
B. 辛凉解表，疏风清热
C. 清暑解表，化湿和中
D. 辛温解表，宣肺化痰
E. 清瘟解表消毒

73. 患儿，男，1岁。面色萎黄，形体消瘦，神疲肢倦，不思乳食，食则饱胀，腹满喜按，大便稀溏酸臭，夹有不消化食物残渣，舌质淡，苔白腻，脉细滑，指纹淡滞。治疗应首选的方剂是
A. 参苓白术散
B. 四君子汤
C. 健脾丸
D. 保和丸
E. 消乳丸

74. 患儿，男，7岁。全身水肿，尿少，头晕，头痛，恶心呕吐，嗜睡，甚则昏迷，舌质淡胖，苔垢腻，脉弦。治疗应首选的方剂是
A. 龙胆泻肝汤合羚角钩藤汤
B. 五味消毒饮合小蓟饮子
C. 己椒苈黄丸合参附汤
D. 温胆汤合附子泻心汤
E. 参附龙牡救逆汤合小蓟饮子

75. 患儿，女，5岁。发热轻微，鼻塞流涕，打喷嚏，咳嗽，面红目赤，斑丘疹、疱疹、痂盖可并见，疱浆清亮，疹色红润，根盘红晕，分布稀疏，舌苔薄白，脉浮数。治疗应首选的方剂是
A. 银翘散
B. 白虎汤
C. 清营汤
D. 玉女煎
E. 清胃解毒汤

76. 患儿，女，8岁。腹痛胀满，疼痛拒按，大便秘结，烦躁口渴，手足心热，口唇舌红，舌苔黄燥，脉滑数，指纹紫滞。治疗应首选的方剂是
A. 香砂平胃散
B. 养脏汤
C. 少腹逐瘀汤
D. 大承气汤
E. 小建中汤

77. 患儿，女，5岁。高热不退，喉核赤肿，溃烂化脓，吞咽困难，口干口臭，大便干结，小便黄少，舌红，苔黄，脉数。治疗应首选的方剂是
A. 银翘马勃散
B. 牛蒡甘桔汤
C. 养阴清肺汤
D. 普济消毒饮
E. 荆防败毒散

78. 患儿，男，3岁。体重13kg，自入幼儿园2个月来，厌食，面色少华，偶尔多食后则脘腹饱胀，恶心，精神尚可，二便调，舌苔薄腻。其治法是
A. 消食导滞，理气行滞
B. 健脾益气，开胃助运
C. 滋脾养胃，佐以助运
D. 疏肝开郁，理气助运
E. 调和脾胃，运脾开胃

79. 患儿，女，2岁。夜间睡眠不安，常见啼哭，哭声较响，哭时面赤唇红，烦躁不宁，身腹俱暖，大便秘结，小便短赤，舌尖红，苔薄黄，指纹紫。其治法是
A. 温脾散寒，行气止痛
B. 定惊安神，补气养心
C. 调和肝胃，健脾益气
D. 清心导赤，泻火安神
E. 安神定志，清热除烦

80. 患儿，男，14岁。痫病病史8年，发作频繁，瘛疭抖动，时有眩晕，智力低下，腰膝酸软，神疲乏力，少气懒言，四肢不温，睡眠不宁，大便稀溏，舌淡红，舌苔白，脉沉细无力。其治法是
A. 息风止痉
B. 补益脾肾
C. 化瘀通窍
D. 镇惊安神
E. 豁痰开窍

81. 患儿，男，8岁。皮肤出现瘀点、瘀斑，色泽鲜红，伴有鼻衄、齿衄，尿色红赤，大便如柏油样，心烦，口渴，舌红，脉数有力。治疗应首选的方剂是
A. 麻黄连翘赤小豆汤
B. 清瘟败毒饮
C. 连翘败毒散
D. 黄连解毒汤
E. 犀角地黄汤

A_3 型选择题

答 题 说 明

以下提供若干个案例，每个案例下设三道考题。请根据题干所提供的信息，在每一道考题下面的 A、B、C、D、E 五个备选答案中选择一个最佳答案。

（82 ~ 84 题共用题干）

患者，男，34 岁。下腹部生疮，初起肿块上有粟粒样脓头，抓破之后，肿痛加重，色红灼热，脓头相继增多，溃后如蜂窝状，范围约 12cm×12cm，兼有发热、头痛、厌食、便秘、尿赤。舌红苔黄，脉数有力。

82. 最可能的诊断是
    A. 背痈
    B. 有头疽
    C. 发
    D. 流注
    E. 疔疮

83. 治疗应首选的方剂是
    A. 普济消毒饮
    B. 牛蒡解肌汤
    C. 仙方活命饮
    D. 五神汤
    E. 竹叶黄芪汤

84. 本病易出现的变证是
    A. 附骨疽
    B. 流痰
    C. 走黄
    D. 内陷
    E. 发颐

（85 ~ 87 题共用题干）

患者，女，23 岁。沐浴时偶然发现左侧乳头下方可触及一椭圆形肿块，不红不热，边界清楚，推之可移，无明显疼痛，乳房局部皮肤无明显异常，伴有胸闷叹息。舌苔薄白，脉弦。

85. 最可能的诊断是
    A. 乳漏
    B. 乳核
    C. 乳痈
    D. 乳癖
    E. 乳岩

86. 其辨证是
    A. 肝气郁结证
    B. 肝郁痰凝证
    C. 气滞热壅证
    D. 血瘀痰凝证
    E. 冲任失调证

87. 治疗应首选的方剂是
    A. 瓜蒌牛蒡汤
    B. 二仙汤合开郁散加减
    C. 逍遥蒌贝散
    D. 逍遥散
    E. 逍遥散合桃红四物汤

（88 ~ 90 题共用题干）

患者，男，52 岁。肛门旁肿痛 7 日，伴有发热 3 日。体温 38.0 ~ 38.7℃，口干心烦，大便困难。查体：截石位 10 ~ 12 点距肛缘 3cm 处有肿块，大小约 3.0cm × 2.5cm，红肿高突，有明显波动感。舌红，苔腻，脉弦滑。

88. 最可能的诊断是
   A. 内痔
   B. 肛裂
   C. 肛瘘
   D. 脱肛
   E. 肛痈

89. 其治法是
   A. 养阴清热，祛湿解毒
   B. 清热解毒，化浊利湿
   C. 清热利湿，解毒通络
   D. 清热利湿，解毒化浊
   E. 清热解毒透脓

90. 内服治疗宜选用
   A. 仙方活命饮
   B. 黄连解毒汤
   C. 透脓散
   D. 萆薢渗湿汤
   E. 龙胆泻肝汤

（91～93 题共用题干）

患者，女，27 岁。12 岁月经初潮，周期 26～31 日，经期 5～6 日，量适中。6 个月前暴怒后突然月经停闭，精神抑郁，烦躁易怒，胸胁胀满，少腹胀痛拒按。营养良好，第二性征正常。舌边紫暗有瘀点，脉沉弦而涩。

91. 其诊断是
   A. 痛经
   B. 闭经
   C. 月经过少
   D. 月经后期
   E. 经期延长

92. 其辨证是
   A. 气血虚弱证
   B. 痰湿阻滞证
   C. 气滞血瘀证
   D. 阴虚血燥证
   E. 寒凝血瘀证

93. 治疗应首选的方剂是
   A. 人参养营汤
   B. 血府逐瘀汤
   C. 温经汤
   D. 苍附导痰丸
   E. 加味一阴煎

（94～96 题共用题干）

患者，女，25 岁，已婚。妊娠 3 个月，恶心，呕吐酸水，恶闻油腻，口干而苦，头胀而晕，胸满胁痛。舌淡红，苔微黄，脉弦滑。

94. 其诊断是
   A. 异位妊娠
   B. 胎动不安
   C. 妊娠恶阻
   D. 子痫
   E. 子晕

95. 其治法是
   A. 健脾和胃，降逆止呕
   B. 补气养血，降逆止呕
   C. 调理冲任，降逆止呕
   D. 养阴清热，降逆止呕
   E. 清肝和胃，降逆止呕

96. 治疗应首选的方剂是
   A. 清胃散
   B. 竹叶汤
   C. 橘皮竹茹汤
   D. 理中汤
   E. 柴胡疏肝散

（97～99 题共用题干）

患者，女，28 岁，已婚。结婚 2 年多未孕，月经 2～3 个月一潮，量少，色淡，面色晦暗，腰膝酸软，性欲冷淡，小腹冷，带下量多，夜尿多。舌质淡暗，苔白，脉沉细。

97. 其诊断是
   A. 肾气虚型不孕症
   B. 肾阳虚型不孕症
   C. 肾阴虚型不孕症
   D. 痰湿内阻型不孕症
   E. 肝气郁结型不孕症

98. 其治法是
   A. 燥湿化痰，化滞调经
   B. 滋肾养血，调补冲任
   C. 温肾暖宫，调补冲任
   D. 疏肝解郁，理血调经
   E. 补肾益气，温养冲任

99. 治疗应首选的方剂是
   A. 启宫丸
   B. 养精种玉汤
   C. 开郁种玉汤
   D. 温胞饮
   E. 毓麟珠

（100～102 题共用题干）

患者，男，50 岁。有哮喘病史 10 余年。现咳吐涎沫，其质清稀量多，不渴，短气不足以息，头眩，神疲乏力，食少，形寒，小便数，舌质淡，脉虚弱。

100. 其治法是
   A. 滋阴清热，润肺生津
   B. 寒热平调，清温并用
   C. 温肺益气
   D. 纳气定喘，活血化瘀
   E. 温肺散寒，化痰降逆

101. 治疗应首选的方剂是
   A. 七味都气丸合柴胡疏肝散加减
   B. 麻黄升麻汤加减
   C. 小青龙汤加减
   D. 麦门冬汤合清燥救肺汤加减
   E. 甘草干姜汤或生姜甘草汤加减

102. 若肺虚失约，唾沫多而尿频者，可加
   A. 煨益智仁
   B. 钟乳石
   C. 蛤蚧粉
   D. 人参
   E. 五味子

（103～105 题共用题干）

患儿，男，4 岁。大便秘结，脘腹胀满，不思饮食，恶心呕吐，口臭，手足心热，小便少，舌质红，苔黄厚，脉沉有力。

103. 其诊断是
   A. 食积便秘
   B. 燥热便秘
   C. 气滞便秘
   D. 气虚便秘
   E. 血虚便秘

104. 其治法是
   A. 清热润肠通便
   B. 消积导滞通便
   C. 理气导滞通便
   D. 益气润肠通便
   E. 养血润肠通便

105. 治疗应首选的方剂是
   A. 黄芪汤
   B. 麻子仁丸
   C. 六磨汤
   D. 枳实导滞丸
   E. 润肠丸

（106～108题共用题干）

患儿，男，5岁。持续高热4日，烦躁不安，咳嗽，流涕，双眼红赤，羞明流泪，耳后发际处可见红色细小疹点，继而头面部渐增多，摸之碍手，压之褪色，大便干结，小便短少。舌红，苔黄腻，脉数有力。

106. 其诊断是
A. 水痘
B. 风痧
C. 丹痧
D. 麻疹
E. 奶麻

107. 其辨证是
A. 邪入肺胃证
B. 邪犯肺卫证
C. 邪炽气营证
D. 邪入气营证
E. 毒透肌肤证

108. 治疗应首选的方剂是
A. 解肌透痧汤
B. 养阴清肺汤
C. 清解透表汤
D. 透疹凉解汤
E. 清胃解毒汤

B_1 型选择题

答题说明

以下提供若干组考题，每组考题共用在考题前列出的A、B、C、D、E五个备选答案。请从中选择一个与问题关系最密切的答案。每个备选答案可能被选择一次、多次或不被选择。

（109～110题共用备选答案）
A. 五味消毒饮
B. 知柏八味丸
C. 黄连解毒汤
D. 犀角地黄汤
E. 清骨散

109. 疮疡内治，清气分热之常用方剂是
110. 疮疡内治，清血分热之常用方剂是

（111～112题共用备选答案）
A. 辛夷清肺饮
B. 龙胆泻肝汤
C. 增液汤
D. 八珍汤
E. 四妙勇安汤

111. 治疗热疮阴虚内热证，应首选的方剂是
112. 治疗热疮湿热下注证，应首选的方剂是

（113～114题共用备选答案）
A. 发病较快，结块形如鸡卵，漫肿无头，焮热疼痛
B. 发病较慢，结块初起如豆，串生累累，不红不痛
C. 继发感染，结块初起如豆，压之疼痛，很少化脓
D. 老年多见，结块形如堆粟，按之坚硬，生长迅速
E. 起病较快，初起无头，红肿成片，

四周色泽较淡

113. 颈痈的局部表现特点是
114. 发的局部表现特点是

（115～116 题共用备选答案）

A. 肝胃湿热，火毒外侵
B. 肝气郁结，冲任失调
C. 肾气不足，肝失所养
D. 肝郁化火，肺阴不足
E. 肝火胃热，外吹结毒

115. 乳痨的病机是
116. 乳发的病机是

（117～118 题共用备选答案）

A. 失荣
B. 肉瘤
C. 石瘿
D. 气瘿
E. 肉瘿

117. 甲状腺肿物坚硬如石，高低不平，推之不移。中医称之为
118. 甲状腺肿物表面光滑，可随吞咽上下移动，按之不痛。中医称之为

（119～120 题共用备选答案）

A. 橘核丸
B. 阳和汤
C. 二陈丸
D. 沉香散
E. 枸橘汤

119. 治疗子痈湿热下注证，应首选的方剂是
120. 治疗子痈气滞痰凝证，应首选的方剂是

（121～122 题共用备选答案）

A. 丹栀逍遥散
B. 两地汤
C. 保阴煎
D. 固阴煎
E. 清经散

121. 治疗月经先期阳盛血热证，应首选的方剂是
122. 治疗月经先期阴虚血热证，应首选的方剂是

（123～124 题共用备选答案）

A. 健脾养阴，和胃止呕
B. 健脾祛湿，豁痰止呕
C. 清肝和胃，降逆止呕
D. 健脾益气，降逆止呕
E. 健脾和胃，降逆止呕

123. 患者，女，35 岁。停经 45 日，1 周前查尿妊娠试验阳性，近 2 日恶心，呕吐酸水，恶闻油腻，口干口苦，胸满胁痛，舌淡红，苔微黄，脉弦滑。其治法是
124. 患者，女，35 岁。停经 45 日，1 周前查尿妊娠试验阳性，近 2 日恶心呕吐，食入即吐，口淡，头晕体倦，脘痞腹胀，舌淡，苔白，脉缓滑无力。其治法是

（125～126 题共用备选答案）

A. 癥瘕
B. 不孕症
C. 痛经
D. 带下病
E. 外阴炎

125. 可用坐浴法治疗的疾病是
126. 可用阴道纳药法治疗的疾病是

（127～128 题共用备选答案）

A. 两地汤
B. 逐瘀止血汤
C. 清肝止淋汤

D. 清热固经汤

E. 燥湿化痰汤

127. 治疗经间期出血肾阴虚证，应首选的方剂是

128. 治疗经间期出血湿热证，应首选的方剂是

（129～130 题共用备选答案）

A. 胎元饮

B. 寿胎丸

C. 桂枝茯苓丸合寿胎丸

D. 滋肾育胎丸

E. 保阴煎

129. 治疗胎漏、胎动不安气血虚弱证，应首选的方剂是

130. 治疗胎漏、胎动不安血热证，应首选的方剂是

（131～132 题共用备选答案）

A. 补中益气汤

B. 生化汤

C. 保阴煎

D. 大补元煎

E. 少腹逐瘀汤

131. 治疗产后恶露不绝血热证，应首选的方剂是

132. 治疗产后恶露不绝血瘀证，应首选的方剂是

（133～134 题共用备选答案）

A. 八正散

B. 缩泉丸

C. 菟丝子散

D. 龙胆泻肝汤

E. 桑螵蛸散

133. 治疗尿频脾肾气虚证，应首选的方剂是

134. 治疗尿频湿热下注证，应首选的方剂是

（135～136 题共用备选答案）

A. 神昏抽搐

B. 肌肤硬肿

C. 右胁下痞块，腹壁青筋暴露

D. 肤黄色晦暗，大便溏薄灰白

E. 口渴口唇干，小便黄赤短少

135. 胎黄寒湿阻滞证常见的表现是

136. 胎黄气滞血瘀证常见的表现是

（137～138 题共用备选答案）

A. 疏风解表

B. 宣通肺气

C. 清热解毒

D. 开肺化痰

E. 清热解表

137. 感冒的治疗原则是

138. 咳嗽的治疗原则是

（139～140 题共用备选答案）

A. 十全大补汤

B. 理中汤

C. 缓肝理脾汤

D. 固真汤

E. 大定风珠

139. 慢惊风脾虚肝亢证治疗首选方剂是

140. 慢惊风阴虚风动证治疗首选方剂是

（141～142 题共用备选答案）

A. 湿证、虚证

B. 寒证、虚证

C. 水湿停饮

D. 风寒束表

E. 瘀证、疼痛

141. 望诊时，小儿面青，多为

142. 望诊时，小儿面黄，多为

（143～144 题共用备选答案）

A. 程氏萆薢分清饮

B. 三金排石汤

C. 金铃子散合石韦散

D. 十全大补汤

E. 八正散或龙胆泻肝汤

143. 治疗尿石症之气血瘀滞证，应首选的方剂是

144. 治疗尿石症之湿热蕴结证，应首选的方剂是

（145～146 题共用备选答案）

A. 心神失养

B. 肝风内动

C. 脾虚气弱

D. 胃气不和

E. 肺气虚弱

145. 睡中露睛多属于

146. 两目直视，瞪目不活多属于

（147～148 题共用备选答案）

A. 乌药散

B. 远志丸

C. 朱砂安神丸

D. 导赤散

E. 清营汤

147. 治疗夜啼惊恐伤神证，应首选的方剂是

148. 治疗夜啼心经积热证，应首选的方剂是

（149～150 题共用备选答案）

A. 癥瘕

B. 不孕症

C. 痛经

D. 带下病

E. 外阴炎

149. 可用坐浴法治疗的疾病是

150. 可用阴道纳药法治疗的疾病是

第四单元参考答案

1. D	2. E	3. A	4. B	5. B	6. C	7. A	8. C	9. A	10. C
11. B	12. D	13. C	14. C	15. C	16. A	17. B	18. E	19. A	20. D
21. E	22. A	23. E	24. B	25. C	26. A	27. D	28. B	29. E	30. C
31. B	32. D	33. B	34. D	35. D	36. D	37. E	38. C	39. C	40. D
41. A	42. B	43. C	44. E	45. C	46. D	47. E	48. D	49. E	50. E
51. C	52. D	53. C	54. A	55. C	56. C	57. C	58. A	59. D	60. C
61. A	62. C	63. E	64. B	65. E	66. C	67. A	68. A	69. A	70. A
71. D	72. A	73. C	74. D	75. A	76. D	77. B	78. E	79. D	80. B
81. E	82. B	83. C	84. D	85. B	86. A	87. D	88. E	89. E	90. C
91. B	92. C	93. B	94. C	95. E	96. C	97. B	98. C	99. D	100. C
101. E	102. A	103. A	104. A	105. D	106. D	107. A	108. C	109. C	110. D
111. C	112. B	113. A	114. E	115. D	116. A	117. C	118. E	119. E	120. A

121. E	122. B	123. C	124. E	125. D	126. D	127. A	128. C	129. A	130. E
131. C	132. B	133. B	134. A	135. D	136. C	137. A	138. B	139. C	140. E
141. E	142. A	143. C	144. B	145. C	146. B	147. B	148. D	149. D	150. D

140-1

2024全国中医执业医师资格考试模拟试卷（二）

（医学综合笔试部分）

第一单元

考试日期：20××年×月×日

考试时间：9：00～11：00

考生姓名：________

准考证号：________

考 场 号：________

中国协和医科大学出版社

北 京

A_1 型选择题

> **答 题 说 明**
>
> 每一道考题下面有 A、B、C、D、E 五个备选答案，请从中选择一个最佳答案。

1. 中医学整体观念的内涵是
   A. 人体是一个整体，人与自然、社会相互统一
   B. 人体是一个有机整体
   C. 自然界是一个整体
   D. 人体三焦是一个整体
   E. 五脏与六腑是一个整体

2. 宇宙万物的共同构成本源是
   A. 元气
   B. 精气
   C. 神气
   D. 有形之气
   E. 无形之气

3. “寒极生热”所体现的阴阳关系是
   A. 阴阳交感
   B. 阴阳互根互用
   C. 阴阳对立制约
   D. 阴阳消长
   E. 阴阳转化

4. 归脾汤中的君药是
   A. 炙甘草
   B. 人参
   C. 黄芪
   D. 当归
   E. 陈皮

5. 属于“母病及子”的脏病传变是
   A. 心病及脾
   B. 心病及肾
   C. 心病及肺
   D. 心病及肝
   E. 肾病及心

6. 三子养亲汤主治
   A. 痰壅气逆食滞证
   B. 热痰咳嗽
   C. 燥痰咳嗽
   D. 风痰上扰证
   E. 湿热食滞证

7. 属于“木”的五体是
   A. 筋
   B. 脉
   C. 肉
   D. 皮
   E. 骨

8. “通调水道”依赖于
   A. 肺主司一身之气
   B. 肺司呼吸之气
   C. 肺朝百脉
   D. 肺主治节
   E. 肺气宣发肃降

9. 《素问·玉机真藏论》称其“为孤脏，中央土以灌四旁”的脏是
   A. 肝
   B. 心
   C. 脾

D. 肺
E. 肾

10. 舌短缩色青紫而湿润的临床意义是
A. 痰湿内阻
B. 寒凝筋脉
C. 热盛津伤
D. 热入心包
E. 脾虚不运

11. 补阳还五汤重用生黄芪为君，意在
A. 补气利水
B. 补气行血
C. 补气生血
D. 补气升阳
E. 补气固表

12. “金水相生”指的是
A. 心肺关系
B. 肺肝关系
C. 肝脾关系
D. 肺肾关系
E. 心肾关系

13. 六腑共同的生理特点是
A. 化生精气
B. 贮藏精气
C. 满而不实
D. 藏而不泻
E. 受盛传化水谷

14. 镇肝熄风汤中配伍生麦芽的用意是
A. 消食和中
B. 疏肝和胃
C. 健脾化滞
D. 和胃护中
E. 疏肝理气

15. “主津”的腑是
A. 胆
B. 胃
C. 小肠
D. 大肠
E. 膀胱

16. 具有“通行诸气和运行水液”生理功能的腑是
A. 胆
B. 膀胱
C. 胃
D. 三焦
E. 小肠

17. 聚于胸中之气指的是
A. 元气
B. 宗气
C. 营气
D. 卫气
E. 脏腑之气

18. 血府逐瘀汤的功用是
A. 活血祛瘀，养血清热
B. 活血祛瘀，行气止痛
C. 活血祛瘀，疏肝通络
D. 活血祛瘀，散结止痛
E. 活血祛瘀，温经止痛

19. 治疗大出血时用益气固脱法的理论基础是
A. 气能生血
B. 气能行血
C. 气能摄血
D. 血能载气
E. 血能养气

20. 足厥阴肝经分布于内踝尖 8 寸以上的

A. 下肢内侧前缘
B. 下肢外侧前缘
C. 下肢内侧后缘
D. 下肢外侧中线
E. 下肢内侧中线

21. 主胞胎的经脉是
A. 冲脉
B. 带脉
C. 督脉
D. 阴维脉
E. 任脉

22. 暑邪、火邪、燥邪的共同致病特点是
A. 耗气
B. 炎热
C. 伤津
D. 动血
E. 生风

23. 过度悲伤对气机的影响是
A. 气消
B. 气结
C. 气上
D. 气下
E. 气乱

24. 郑声的临床意义是
A. 心气虚弱
B. 宗气大虚
C. 神气不足
D. 痰扰神明
E. 脏气衰微，心神散乱

25. 痰饮停胃，则可见
A. 肢体麻木
B. 恶心呕吐
C. 胸闷心痛
D. 胸闷气喘
E. 胸胁胀满

26. 疾病发生的内在根据是
A. 邪气偏盛
B. 正气不足
C. 邪盛正衰
D. 正胜邪衰
E. 正虚邪恋

27. 在正气虚弱的基础上，又产生了痰浊或瘀血等病理产物，所形成的病机是
A. 真实假虚
B. 由虚转实
C. 虚中夹实
D. 真虚假实
E. 因实致虚

28. 表现为浮而无根，至数不齐，脉力不匀的脉象是
A. 浮脉
B. 芤脉
C. 洪脉
D. 革脉
E. 散脉

29. 二妙散的功用是
A. 燥湿运脾
B. 清热解毒
C. 清热燥湿
D. 清热利湿
E. 清热泻火

30. 脾虚运化无力所引起的腹部胀满，宜选用的治法是
A. 通因通用
B. 寒因寒用
C. 热因热用

D. 塞因塞用
E. 寒者热之

31. 归脾汤和补中益气汤两方均具有的功用是
A. 升阳举陷
B. 养心安神
C. 补脾养心
D. 益气养血
E. 益气退热

32. 麻黄配射干适用于治疗
A. 外感风寒表实证
B. 外感风寒表虚证
C. 寒饮郁肺，气逆而喘
D. 肺热咳喘
E. 风寒束表，肺气壅遏之咳喘实证

33. 关于甘味药的功效叙述正确的是
A. 温中止痛
B. 缓急止痛
C. 理气止痛
D. 化瘀止痛
E. 祛风止痛

34. 具有清热解毒、疏散风热、凉血止痢功效的药物是
A. 大青叶
B. 板蓝根
C. 青黛
D. 连翘
E. 金银花

35. 具有清热凉血、活血散瘀功效的药物是
A. 玄参、生地黄
B. 水牛角、牡丹皮
C. 知母、黄柏
D. 赤芍、牡丹皮
E. 大黄、栀子

36. 既能祛风解表，炒炭又可止血的药物是
A. 羌活
B. 白芷
C. 桂枝
D. 荆芥
E. 苍耳子

37. 下列关于栀子的应用，不正确的是
A. 热病心烦
B. 目赤肿痛
C. 骨蒸潮热
D. 淋证涩痛
E. 血热吐衄

38. 下列各项中，除不能治疗气虚欲脱证外，为人参最佳代用品的是
A. 西洋参
B. 太子参
C. 沙参
D. 玄参
E. 党参

39. 当归补血汤原方中，当归与黄芪的配伍用量比例是
A. 1∶1
B. 1∶2
C. 1∶5
D. 2∶1
E. 5∶1

40. 以滋阴清热、养血安神为主要功用的方剂是
A. 炙甘草汤
B. 酸枣仁汤
C. 甘麦大枣汤
D. 天王补心丹

E. 朱砂安神丸

41. 麦冬的功效是
A. 润肺益肾，养肝
B. 润肺益胃，养肝
C. 润肺益肾，清心
D. 养阴生津，润肺清心
E. 润肺益肾，益胃

42. 真人养脏汤的功用是
A. 温中祛寒，补益脾胃
B. 温中补虚，降逆止呕
C. 益气健脾，缓急止痛
D. 温补脾肾，涩肠止泻
E. 涩肠固脱，温补脾肾

43. 善于治疗风湿热痹的药物是
A. 羌活
B. 独活
C. 木瓜
D. 防己
E. 五加皮

44. 下列各项中，不属于瓜蒌功效的是
A. 清肺化痰
B. 润肺化痰
C. 宣肺祛痰
D. 宽胸散结
E. 润肠通便

45. 以益气滋阴、固肾止渴为主要功用的方剂是
A. 百合固金汤
B. 生脉散
C. 清燥救肺汤
D. 麦门冬汤
E. 玉液汤

46. 止嗽散的组成药物中不含
A. 桔梗
B. 荆芥
C. 百部
D. 前胡
E. 紫菀

47. 具有截疟、退虚热功效的药物是
A. 白薇
B. 青蒿
C. 牡丹皮
D. 知母
E. 黄芩

48. 丹参可用于治疗疮痈肿痛，其功效是
A. 活血化瘀
B. 凉血止血
C. 凉血消痈
D. 行气止痛
E. 凉血活血

49. 天南星具有祛风止痉的功效，善于治疗的病证是
A. 肝阳上亢，肝风内动病证
B. 热极动风病证
C. 虚风内动病证
D. 风痰眩晕病证
E. 小儿急、慢惊风

50. 具有平肝潜阳、清肝明目功效的药物是
A. 刺蒺藜
B. 决明子
C. 石决明
D. 夏枯草
E. 山羊角

51. 大黄外用治疗水火烫伤常配伍的药物是
A. 芒硝

B. 地榆
C. 紫草
D. 紫花地丁
E. 青黛

52. 具有养心安神、润肠通便功效的药物是
A. 苦杏仁
B. 柏子仁
C. 酸枣仁
D. 桃仁
E. 川贝母

53. 具有敛肺止咳、生津安蛔功效的药物是
A. 使君子
B. 乌梅
C. 槟榔
D. 贯众
E. 花椒

54. 下列各项中，不具有止呕功效的药物是
A. 半夏
B. 广藿香
C. 佩兰
D. 竹茹
E. 豆蔻

55. 石菖蒲善治的痢疾是
A. 湿热痢
B. 寒湿痢
C. 疫毒痢
D. 休息痢
E. 噤口痢

56. 具有消食和胃、发散风寒功效的药物是
A. 紫苏
B. 广藿香
C. 山楂
D. 神曲
E. 陈皮

57. 平胃散与藿香正气散两方的组成药物中均含有
A. 陈皮、白术
B. 陈皮、厚朴
C. 陈皮、苍术
D. 厚朴、苍术
E. 白术、厚朴

58. 主阴寒内盛，疝气癥瘕之实证的脉象是
A. 弦脉
B. 涩脉
C. 紧脉
D. 牢脉
E. 代脉

59. 黄连解毒汤中，既入上焦以清心火，又入中焦，泻中焦之火的药物是
A. 黄柏
B. 栀子
C. 石膏
D. 黄芩
E. 黄连

60. 妇女月经先期而至，量多，色深质稠的临床意义是
A. 肝气郁滞
B. 气不摄血
C. 瘀血积滞
D. 阳盛血热
E. 寒邪凝滞

61. 下列各项中，不属于绝汗临床表现的是
A. 汗热而黏
B. 冷汗淋漓如水
C. 面色苍白
D. 战栗汗出

E. 四肢厥冷

62. 瘀血致痛的疼痛性质是
A. 胀痛
B. 刺痛
C. 重痛
D. 走窜痛
E. 空痛

63. 下列各项中，不属于气脱证临床表现的是
A. 呼吸微弱
B. 汗出不止
C. 腹部绞痛
D. 面色苍白
E. 舌淡脉微

64. 痰蒙心神证与痰火扰神证的共同临床表现是
A. 喃喃自语
B. 哭笑无常
C. 不避亲疏
D. 谵语
E. 脉滑

65. 败毒散的组成药物中含有
A. 柴胡、前胡
B. 金银花、连翘
C. 黄芩、黄连
D. 牛蒡子、山栀
E. 防风、白芷

66. 肝阳化风证与热极生风证的共同临床表现是
A. 高热神昏
B. 步履不正
C. 头摇肢颤
D. 两目上视
E. 脉弦

67. 枳实导滞丸的功用是
A. 健脾和胃，消食止泻
B. 消导化积，清热利湿
C. 消痞除满，健脾和胃
D. 行气导滞，攻积泻热
E. 分消酒湿，理气健脾

68. 痰湿蕴肺型咳嗽的主症特点为
A. 咳声气促，痰多质黏
B. 咳声重浊，痰黄量少
C. 咳嗽频剧，痰少而黏
D. 咳声重浊，痰多胸闷
E. 咳嗽气促，痰黄稠厚

69. 下列各项中，不属于血热证临床表现的是
A. 月经量多色淡
B. 迫血妄行而出血
C. 肌肤生疮疖疔痈
D. 温热病之血分证
E. 身热面赤发斑

70. 肝阳上亢证的舌象表现是
A. 舌红少津
B. 舌淡苔白
C. 舌红苔润
D. 舌红苔黄
E. 舌红苔厚

71. 痛泻要方中配伍防风的主要用意是
A. 祛风止痉
B. 散寒除湿
C. 散肝舒脾
D. 疏风宽肠
E. 疏风止痛

72. 温经汤中配伍半夏的主要用意是
A. 燥湿化痰而和胃
B. 和胃降逆而止呕
C. 通降胃气而散结
D. 降逆散结而消痞
E. 化痰开胃而行津

73. 生化汤中重用当归为君药的意义在于
A. 温经化瘀
B. 温经止痛
C. 补血活血
D. 养血润燥
E. 活血调经

74. 由国务院制定发布的《医疗机构管理条例》属于
A. 卫生法律
B. 卫生行政法规
C. 卫生标准
D. 卫生规章
E. 卫生公约

75. 卫生法的作用之一是
A. 保护人民身体健康
B. 维护医务人员合法权益
C. 维护医疗机构权益
D. 维护医患双方权益
E. 维护社会卫生秩序

76. 依据《处方管理办法》，为门（急）诊癌症疼痛患者开具的麻醉药品注射剂每张处方不得超过
A. 二日常用量
B. 三日常用量
C. 四日常用量
D. 五日常用量
E. 七日常用量

77. 《医疗用毒性药品管理办法》规定，毒性药品每次处方剂量不得超过
A. 五日极量
B. 四日极量
C. 三日极量
D. 二日极量
E. 一日极量

78. 医师注册后应当由卫生健康主管部门注销注册的情形之一是
A. 受罚款行政处罚
B. 受警告行政处罚
C. 受责令暂停六个月执业活动的行政处罚
D. 中止医师执业活动满一年的
E. 被吊销医师执业证书

79. 保护患者的隐私权是医师在执业活动中必须
A. 重视的权利
B. 履行的法定义务
C. 告之患者的义务
D. 关注的社会责任
E. 审方配药的内容

A_2 型选择题

答题说明

每一道考题是以一个小案例出现的，其下面都有 A、B、C、D、E 五个备选答案。请从中选择一个最佳答案。

80. 患者，女，36 岁。心悸失眠，夜多异梦，平素胆怯易惊，苔白腻，脉弦滑。治宜选用
A. 二陈汤
B. 温胆汤
C. 导痰汤
D. 酸枣仁汤
E. 半夏白术天麻汤

81. 患者，女，47 岁。五心烦热，潮热盗汗，腰酸腿软，行走无力，舌质红，脉细。用药应首选
A. 龟甲
B. 牡蛎
C. 知母
D. 黄柏
E. 地骨皮

82. 患者，女，34 岁。昨晚海鲜聚餐之后，胃痛暴作，恶寒喜暖，得温痛减，遇寒加重，口淡不渴，舌淡苔薄白，脉弦紧。用药应首选
A. 党参、黄芪
B. 高良姜、香附
C. 丹参、檀香
D. 焦神曲、鸡内金、焦麦芽
E. 姜半夏、黄连

83. 患者，男，78 岁。危重患者，突然头额冷汗大出，四肢厥冷。其属于
A. 亡阴证
B. 亡阳证
C. 阳虚证
D. 阴虚证
E. 气脱证

84. 患者，男，38 岁。每因寒冷小腹疼痛、疝气，腰膝酸冷，睾丸冷痛，畏寒喜暖，舌淡苔白，脉沉迟。治宜选用
A. 少腹逐瘀汤
B. 六味地黄丸
C. 暖肝煎
D. 补中益气汤
E. 五子衍宗丸

85. 患者，男，40 岁。身热汗出，心烦口渴，体倦少气，小便短赤，脉虚数。治宜选用
A. 清暑益气汤
B. 生脉散
C. 白虎汤
D. 香薷散
E. 六一散

86. 患者，男，58 岁。胸满而痛，遇冷易诱发，伴有下利，口不渴，不欲饮食，舌淡苔白，脉沉细而弦。治宜选用
A. 大建中汤
B. 小建中汤
C. 厚朴温中汤

D. 吴茱萸汤
E. 理中丸

87. 患者，男，44 岁。平素工作强度大，腰膝酸软，小便频数，夜尿尤多，阳事无力。用药应首选
A. 鸡内金
B. 桑螵蛸
C. 海螵蛸
D. 乌药
E. 益智仁

88. 患者，男，25 岁。发热 1 日，右下腹痛，拒按，大便 3 日未行，舌质红，舌苔黄，脉滑数。用药应首选
A. 桃仁、薏苡仁
B. 红藤、薏苡仁
C. 大黄、牡丹皮
D. 牡丹皮、赤芍
E. 大黄、枳实

B_1 型选择题

答 题 说 明

以下提供若干组考题，每组考题共用在考题前列出的 A、B、C、D、E 五个备选答案。请从中选择一个与问题关系最密切的答案。每个备选答案可能被选择一次、多次或不被选择。

（89 ~ 90 题共用备选答案）
A. 经常自汗不止
B. 睡时汗出，醒则汗止
C. 蒸蒸汗出
D. 头额汗出
E. 半身汗出
89. 中焦湿热上蒸而汗出的特点是
90. 气血运行不畅而汗出的特点是

（91 ~ 92 题共用备选答案）
A. 剥苔
B. 黄腻苔
C. 灰黑而干苔
D. 灰黑而润苔
E. 薄白苔
91. 痰热内蕴可见
92. 胃气不足，胃阴枯竭可见

（93 ~ 94 题共用备选答案）
A. 绞痛
B. 窜痛
C. 灼痛
D. 空痛
E. 重痛
93. 气滞致痛的表现是
94. 阴精不足致痛的表现是

（95 ~ 96 题共用备选答案）
A. 左胸心前区憋闷作痛，时痛时止
B. 胸痛剧烈，面色青灰，手足青冷
C. 胸痛，咳喘气粗，壮热面赤
D. 胸痛，颧赤盗汗，午后潮热
E. 胸痛，壮热，咳吐脓血腥臭痰
95. 真心痛的临床表现是
96. 胸痹的临床表现是

(97～98 题共用备选答案)
A. 脉迟而时有一止，止无定数
B. 脉数而时有一止，止无定数
C. 脉短如豆，滑数有力
D. 脉来时有一止，止有定数，良久方还
E. 脉来绷急，状如绳索
97. 代脉的脉象特征是
98. 紧脉的脉象特征是

(99～100 题共用备选答案)
A. 肝阳化风
B. 热极生风
C. 阴虚动风
D. 疫毒攻心
E. 血虚动风
99. 舌红少津而颤动的临床意义是
100. 新病舌绛而颤动的临床意义是

(101～102 题共用备选答案)
A. 口中泛酸
B. 口甜黏腻
C. 口淡乏味
D. 口中酸馊
E. 口苦
101. 脾胃气虚证的口味可见
102. 脾胃湿热证的口味可见

(103～104 题共用备选答案)
A. 上午
B. 下午
C. 中午
D. 前半夜
E. 后半夜
103. 属于阴中之阳的时间是
104. 属于阴中之阴的时间是

(105～106 题共用备选答案)
A. 母病及子
B. 相乘传变
C. 子病犯母
D. 相侮传变
E. 制化传变
105. 水气凌心属于
106. 木火刑金属于

(107～108 题共用备选答案)
A. 是否恶寒、发热
B. 是否胸胁苦满
C. 是否咳嗽、气喘
D. 是否小便清长
E. 是否纳差
107. 辨别表证与里证的依据是
108. 辨别寒证与热证的依据是

(109～110 题共用备选答案)
A. 肝
B. 心
C. 脾
D. 肺
E. 肾
109. “在液为涎”的脏是
110. “在液为泪”的脏是

(111～112 题共用备选答案)
A. 肝
B. 心
C. 脾
D. 肺
E. 肾
111. 具有主疏泄功能的脏是
112. 具有闭藏特性的脏是

(113～114 题共用备选答案)
A. 爪

B. 面
C. 唇
D. 毛
E. 发
113. 脾的华为
114. 肾的华为

（115～116 题共用备选答案）
A. 胆
B. 胃
C. 小肠
D. 三焦
E. 膀胱
115. 具有受纳腐熟水谷功能的是
116. 具有泌别清浊功能的是

（117～118 题共用备选答案）
A. 足厥阴肝经
B. 足阳明胃经
C. 足太阳膀胱经
D. 手太阴肺经
E. 足少阳胆经
117. 起于中焦的经脉是
118. 起于目内眦的经脉是

（119～120 题共用备选答案）
A. 风气内动
B. 寒从中生
C. 湿浊内生
D. 津伤化燥
E. 火热内生
119. 久病累及脾肾，以致脾肾阳虚，温煦气化失司，可以形成
120. 邪热炽盛，煎灼津液，伤及营血，燔灼肝经，可以形成

（121～122 题共用备选答案）
A. 肝
B. 心
C. 脾
D. 肺
E. 肾
121. 内风与其功能失常密切相关的脏腑是
122. 内湿与其功能失常密切相关的脏腑是

（123～124 题共用备选答案）
A. 疏肝解郁
B. 清热解毒
C. 清肺润燥
D. 息风止痉
E. 生津止渴
123. 柴胡具有的功效是
124. 升麻具有的功效是

（125～126 题共用备选答案）
A. 半夏
B. 海藻
C. 芥子
D. 川贝母
E. 桔梗
125. 治疗虚劳咳嗽、肺热燥咳，应选用
126. 治疗肺痈吐脓，应选用

（127～128 题共用备选答案）
A. 补益肝肾，益精明目
B. 补益肝肾，乌须明目
C. 补益肝肾，润肠通便
D. 补益肝肾，养血补心
E. 补益肝肾，清心安神
127. 女贞子的功效是
128. 枸杞子的功效是

（129～130 题共用备选答案）
A. 石膏
B. 知母

C. 栀子
D. 天花粉
E. 夏枯草
129. 治疗肝火上炎，目珠疼痛，应选用
130. 治疗痰火郁结，瘰疬痰核，应选用

（131～132 题共用备选答案）
A. 参苏饮
B. 败毒散
C. 桂枝汤
D. 小青龙汤
E. 九味羌活汤
131. 外感风寒湿邪，症见恶寒、发热、头痛、肌表无汗、肢体酸楚、疼痛、口苦而渴者。治宜选用
132. 素体气虚，内有痰饮，外感风寒，症见恶寒、发热、无汗、头痛、鼻塞、咳嗽痰白、胸膈满闷、倦怠无力、气短懒言、苔白脉弱者。治宜选用

（133～134 题共用备选答案）
A. 清热化湿，理气和中
B. 利湿化浊，清热解毒
C. 利水渗湿，温阳化气
D. 宣畅气机，清利湿热
E. 清热泻火，利水通淋
133. 八正散的功用是
134. 五苓散的功用是

（135～136 题共用备选答案）
A. 脾肺气虚，自汗易感者
B. 脾胃气虚，食少脘胀者
C. 气血不足，心悸怔忡者
D. 脾阳不足，吐衄便血者
E. 肝肾不足，腰膝酸软者
135. 炙甘草汤和归脾汤均可用治
136. 玉屏风散和补中益气汤均可用治

（137～138 题共用备选答案）
A. 当归补血汤
B. 补中益气汤
C. 小建中汤
D. 黄芪建中汤
E. 当归六黄汤
137. 治疗气虚发热的最佳选方是
138. 治疗血虚发热的最佳选方是

（139～140 题共用备选答案）
A. 安神定惊，化痰开窍
B. 清热开窍，化浊解毒
C. 辟秽解毒，化痰开窍
D. 清热解毒，豁痰开窍
E. 清热解毒，开窍安神
139. 安宫牛黄丸的功用是
140. 至宝丹的功用是

（141～142 题共用备选答案）
A. 芍药、大腹子
B. 白术、炮附子
C. 生姜、草豆蔻
D. 肉桂、炮干姜
E. 桂枝、茯苓皮
141. 真武汤的组成药物中含有
142. 实脾散的组成药物中含有

（143～144 题共用备选答案）
A. 荆芥、防风、牛蒡子
B. 荆芥、白芷、牛蒡子
C. 荆芥、薄荷、秦艽
D. 荆芥、白芷、羌活
E. 防风、薄荷、升麻
143. 消风散的组成药物中含有
144. 川芎茶调散的组成药物中含有

（145～146 题共用备选答案）
A. 温经汤

B. 生化汤
C. 失笑散
D. 补阳还五汤
E. 桂枝茯苓丸

145. 具有活血化瘀，散结止痛功用的方剂是

146. 具有活血化瘀，缓消癥块功用的方剂是

（147～148 题共用备选答案）

A. 没收财产
B. 撤职
C. 赔偿损失
D. 恢复名誉
E. 责令停产停业

147. 属于行政处分的是

148. 属于行政处罚的是

（149～150 题共用备选答案）

A. 严谨
B. 仁爱
C. 诚实
D. 奉献
E. 公正

149. 以人道主义精神关心爱护患者的医学道德品质是

150. 对待患者一视同仁，在医疗资源分配等问题上公平和公正的医学道德品质是

第一单元参考答案

1. A	2. B	3. E	4. C	5. A	6. A	7. A	8. E	9. C	10. B
11. B	12. D	13. E	14. E	15. D	16. D	17. B	18. B	19. C	20. E
21. E	22. C	23. A	24. E	25. B	26. B	27. C	28. E	29. C	30. D
31. D	32. C	33. B	34. E	35. D	36. D	37. C	38. E	39. C	40. D
41. D	42. E	43. D	44. C	45. E	46. D	47. B	48. C	49. D	50. C
51. B	52. B	53. B	54. C	55. E	56. D	57. B	58. D	59. E	60. D
61. D	62. B	63. C	64. E	65. A	66. E	67. B	68. D	69. A	70. A
71. C	72. C	73. C	74. B	75. E	76. B	77. D	78. E	79. B	80. B
81. A	82. B	83. B	84. C	85. A	86. E	87. B	88. C	89. D	90. E
91. B	92. A	93. B	94. D	95. B	96. A	97. D	98. E	99. C	100. B
101. C	102. B	103. E	104. D	105. B	106. D	107. A	108. D	109. C	110. A
111. A	112. E	113. C	114. E	115. B	116. C	117. D	118. C	119. B	120. A
121. A	122. C	123. A	124. B	125. D	126. E	127. B	128. A	129. E	130. E
131. E	132. A	133. E	134. C	135. C	136. A	137. B	138. A	139. D	140. B
141. B	142. B	143. A	144. D	145. C	146. E	147. B	148. E	149. B	150. E

140-2

2024全国中医执业医师资格考试模拟试卷（二）

（医学综合笔试部分）

第二单元

考试日期：20××年×月×日

考试时间：13：30～15：30

考生姓名：________

准考证号：________

考 场 号：________

中国协和医科大学出版社

北 京

A_1 型选择题

答题说明

每一道考题下面有 A、B、C、D、E 五个备选答案，请从中选择一个最佳答案。

1. 《素问·上古天真论》女子“筋骨坚，发长极，身体盛状”的年龄是
   A. 四七
   B. 五七
   C. 六七
   D. 三七
   E. 二七

2. 《素问·阴阳应象大论》指出药食气味中“气厚”之品的性能是
   A. 宣散
   B. 通利
   C. 发泄
   D. 发热
   E. 泄泻

3. 《素问·五脏生成篇》说“多食苦”则
   A. 脉凝泣而变色
   B. 皮槁而毛拔
   C. 筋急而爪枯
   D. 肉胝皱而唇揭
   E. 骨痛而发落

4. 慢性阻塞性肺疾病（COPD）典型的症状是
   A. 慢性咳嗽
   B. 咳痰
   C. 气短及呼吸困难
   D. 喘息和胸闷
   E. 纳差

5. 尤其适用于夜间哮喘及多痰患者的药物是
   A. 二羟丙茶碱
   B. 溴化异丙托品
   C. 东莨菪碱
   D. 特布他林
   E. 氨茶碱

6. 肺炎链球菌肺炎的典型体征是
   A. 急性病容
   B. 肺实变体征
   C. 休克体征
   D. 呼吸困难体征
   E. 感染的全身体征

7. 下列对肺炎链球菌肺炎诊断价值大的是
   A. 起病急，寒战、高热、胸痛、咳嗽
   B. 血白细胞计数升高
   C. 并发休克
   D. 肺部局限性湿啰音
   E. X 线检查呈肺叶分布的密度均匀影

8. 对诊断慢性左心衰竭最有价值的体征是
   A. 第一心音低钝
   B. 心率增快
   C. 交替脉
   D. 肺动脉瓣区第二心音亢进
   E. 舒张期奔马律

9. 慢性右心衰竭的早期表现是
   A. 呼吸困难

B. 颈静脉怒张
C. 纳差、腹胀
D. 三尖瓣区收缩期杂音
E. 肺部湿啰音

10. 高血压最常见的并发症是
A. 高血压脑病
B. 脑出血
C. 慢性肾衰竭
D. 主动脉夹层
E. 冠心病

11. 诊断消化性溃疡最有价值的表现是
A. 钡餐透视局部有压痛、激惹、变形
B. 钡餐透视见到龛影
C. 胃液分析为高胃酸
D. 多年周期性腹痛
E. 上腹部压痛

12. 铁剂治疗缺铁性贫血后，首先出现的治疗反应是
A. 红细胞总数增多
B. 血清铁增加
C. 血红蛋白升高
D. 血清铁饱和度增加
E. 网织红细胞增多

13. 急性胰腺炎的首发症状是
A. 腹痛
B. 发热
C. 腹泻
D. 黄疸
E. 恶心呕吐

14. 糖尿病并发感染最常见的是
A. 皮肤化脓感染
B. 肺结核
C. 胆管感染
D. 尿路感染
E. 败血症

15. 脑出血出现针尖样瞳孔，最可能的出血部位是
A. 额叶
B. 脑桥
C. 小脑
D. 基底核
E. 蛛网膜下腔

16. 小陷胸汤证的治法是
A. 温下寒实，涤痰破结
B. 清热涤痰开结
C. 泻热，逐水，破结
D. 清热涤痰，宣肺平喘
E. 逐水破结，峻药缓攻

17. 除关节肿痛外，对诊断类风湿关节炎最有意义的表现是
A. 贫血
B. 足跟、足掌痛
C. 出血性皮疹
D. 弥漫性肺间质病变
E. 关节无痛性皮下结节

18. 系统性红斑狼疮患者最典型的面部表现是
A. 痤疮
B. 色素沉着
C. 紫癜
D. 蝶形红斑
E. 慢性湿疹

19. 上消化道出血病因诊断的首选检查是
A. 粪便隐血试验
B. 选择性腹腔动脉造影
C. 电子胃镜
D. 消化道 X 线钡餐造影
E. 腹部 B 超

20. 下列描述不是自发性心绞痛特点的是
A. 休息或夜间发作
B. 可持续 15 ~30 分钟
C. 含服硝酸甘油不易缓解
D. 心电图出现异常 Q 波
E. 血清酶一般正常

21. 病毒性肝炎中传播途径一样的是
A. 甲型和丙型
B. 乙型和戊型
C. 丙型和戊型
D. 丁型和甲型
E. 戊型和甲型

22. 下列关于结核病的叙述，错误的是
A. 结核分枝杆菌培养是确诊结核病的重要手段
B. 干酪样坏死为病变进展的表现
C. 咳嗽为肺结核最常见的全身中毒症状
D. 结核分枝杆菌是专性厌氧菌
E. 迟发型变态反应是宿主对结核分枝杆菌形成免疫应答的标志

23. 感染乙型肝炎病毒（HBV）后最早出现的抗体是
A. 抗-HAV
B. 抗-HBs
C. 抗-HBc
D. 抗-HBe
E. 抗-HDV

24.《金匮要略》论胸痹的病机是
A. 阳微阴弦
B. 中焦寒饮
C. 经脉痹阻
D. 下焦阴邪偏盛
E. 上焦阳虚

25. 急性病毒性肝炎时，黄疸最早出现的部位是
A. 手（足）掌皮肤
B. 四肢皮肤
C. 口腔黏膜
D. 面部皮肤
E. 巩膜

26. 下列关于流行性感冒（流感）与普通感冒相鉴别的叙述，错误的是
A. 流感起病更急
B. 普通感冒多为散发
C. 普通感冒不发热或低热
D. 流感全身症状明显
E. 流感咳嗽、咽痛等症状突出

27. 下列各项中，无助于 AIDS 诊断的是
A. 体重下降 10% 以上
B. 慢性咳嗽或腹泻 1 个月以上
C. 口腔毛状白斑
D. 腹股沟淋巴结明显肿大
E. 反复出现带状疱疹

28. 下列有关流行性乙型脑炎（乙脑）临床表现的描述，不典型的是
A. 病理征常阳性
B. 发热越高，病情越重

C. 神志不清可于病程第2天出现
D. 呼吸衰竭以中枢性为主
E. 病程2周后出现肢体瘫痪

29. 流行性出血热引起急性肾功能不全的最主要原因是
A. 肾小球滤过率下降和缺血性肾小管变性、坏死
B. 肾小球微血栓形成和缺血性坏死
C. 病毒直接破坏肾小管
D. 肾间质水肿压迫肾小管
E. 肾素、血管紧张素的激活

30. 下列急性细菌性痢疾患者的表现不典型的是
A. 里急后重
B. 发热
C. 呕吐
D. 腹痛
E. 黏液便

31. 霍乱最常见的临床类型是
A. 轻型
B. 中型
C. 重型
D. 暴发型
E. 无症状型

32. 狂犬病麻痹型的典型表现是
A. 兴奋期较长
B. 恐水明显
C. 肢体瘫痪
D. 腱反射亢进
E. 头痛明显

33. 流行性乙型脑炎患者出现瞳孔不等大、呼吸不规则时，应首先采取的措施是
A. 糖皮质激素静脉滴注
B. 吸痰
C. 20%甘露醇快速静脉滴注
D. 吸氧
E. 镇静

34. 叶天士认为，温邪在表初用辛凉轻剂，挟风则加入
A. 芦根、牛蒡
B. 芦根、滑石
C. 芦根、薄荷
D. 薄荷、牛蒡
E. 薄荷、滑石

35. 下列属于无菌性坏死物质吸收导致发热的是
A. 甲状腺功能亢进症
B. 慢性心力衰竭
C. 脑出血
D. 风湿热
E. 急性溶血

36. 可见干性咳嗽的疾病是
A. 肺脓肿
B. 肺炎
C. 慢性支气管炎
D. 慢性咽喉炎
E. 胸膜炎

37. 小儿佝偻病可见
A. 前囟隆起
B. 前囟凹陷
C. 巨颅
D. 小颅
E. 方颅

38. 湿啰音的特点是
A. 一种异常呼吸音
B. 部位易变
C. 呼气时较多而明显
D. 咳嗽后可减轻或消失
E. 性质易变

39. 慢性溶血常有的三大特征是
A. 寒战、高热、头痛
B. 头痛、腰痛、呕吐
C. 贫血、黄疸、脾大
D. 高热、贫血、呕吐
E. 腰痛、呕吐、黄疸

40. 血尿伴有剧烈腹痛最常见于
A. 肾炎
B. 膀胱结核
C. 肾肿瘤
D. 泌尿系结石
E. 过敏性紫癜

41. 正常腹部不能触到的脏器是
A. 腹主动脉
B. 腰椎椎体
C. 胆囊
D. 乙状结肠
E. 横结肠

42. 胆囊肿大呈囊性感，并有明显压痛，常见于
A. 胆囊结石
B. 急性胆囊炎
C. 壶腹周围癌
D. 胆总管结石
E. 胰头癌

43. 胃癌常引起淋巴结转移的部位是
A. 颈部
B. 左锁骨上窝
C. 右锁骨上窝
D. 腋窝
E. 滑车上

44. 洋地黄中毒最重要的表现是
A. 恶心
B. 胸痛
C. 黄视或绿视
D. 心律失常
E. 咳粉红色泡沫样痰

45. 下列各项中，可引起听觉语音增强的是
A. 气管异物
B. 阻塞性肺气肿
C. 胸腔积液
D. 肺实变
E. 胸膜增厚粘连

46. 控制癫痫持续状态的首选药物是
A. 丙戊酸钠
B. 卡马西平
C. 苯妥英钠
D. 地西泮
E. 苯巴比妥

47. 主动脉瓣狭窄的典型 X 线表现是
A. 升主动脉中段局限性扩张
B. 左心室扩大
C. 主动脉迂曲
D. 心影正常
E. 椭圆形心

48. 渗出液的特点是

A. 外观淡黄色
B. 不能自凝
C. 比密<1.018
D. 黏蛋白定性阳性
E. 无致病菌

49. 下列疾病多表现为下垂性水肿的是
A. 肾小球肾炎
B. 肝硬化
C. 血管神经性水肿
D. 右心衰竭
E. 甲状腺功能减退症

50. 下列疾病可致血小板增多的是
A. 脾功能亢进
B. 急性出血后
C. 弥散性血管内凝血（DIC）
D. 药物中毒
E. 尿毒症

51. 幽门梗阻的体征是
A. 肠型
B. 移动性浊音
C. 液波震颤
D. 振水音
E. 全腹膨隆

52. 可作为诊断痛风主要依据的试验是
A. 内生肌酐清除率测定
B. 昼夜尿比密试验
C. 血 β_2-微球蛋白测定
D. 血尿酸测定
E. 血清尿素氮测定

53. 急性喉炎的患者常出现
A. 刺激性干咳
B. 夜间咳
C. 犬吠样咳嗽
D. 咳血丝痰
E. 咳大量脓痰

54. 可出现触觉语颤增强的是
A. 阻塞性肺不张
B. 压迫性肺不张
C. 胸膜高度增厚
D. 胸腔积液
E. 皮下气肿

55. 下列可引起头痛伴有剧烈眩晕的是
A. 颅内高压症
B. 小脑肿瘤
C. 蛛网膜下腔出血
D. 偏头痛
E. 中暑

56. 大咯血的日咯血量应是
A. 100 ~ 200ml
B. 200 ~ 300ml
C. 300 ~ 400ml
D. 400 ~ 500ml
E. >500ml

57. 下列各项中，可引起腹式呼吸增强的是
A. 急性腹膜炎
B. 膈肌麻痹
C. 腹水
D. 腹腔内巨大肿物
E. 胸腔疾病

58. 肛门与直肠的检查，错误的体位是
A. 仰卧位
B. 俯卧位

C. 左侧卧位
D. 蹲位
E. 肘膝位

59. 下列各项中，可引起心尖搏动向左下移位的是
A. 左心房增大
B. 左心室增大
C. 右心房增大
D. 右心室增大
E. 心包积液

60. 上腹部出现明显蠕动波常见于
A. 急性胃炎
B. 慢性胃炎
C. 胃癌
D. 消化性溃疡
E. 幽门梗阻

61. 肺结核早期病变的 X 线表现是
A. 渗出
B. 增殖
C. 纤维化
D. 钙化
E. 空洞

62. 下列关于中枢性瘫痪的描述，正确的是
A. 肌张力降低
B. 肌肉萎缩明显
C. 深反射消失
D. 不出现病理反射
E. 肌张力增强

63. 提示溃疡性结肠炎为慢性持续型的时间至少是
A. 6 个月
B. 12 个月
C. 1 个月
D. 2 个月
E. 3 个月

64. X 线平片见 Codman 三角，应首先考虑的是
A. 恶性骨肿瘤
B. 良性骨肿瘤
C. 化脓性骨髓炎
D. 骨关节结核
E. 长骨骨折

65. 在选择诊断方法、治疗药物时，应考虑患者的经济负担和社会医疗资源，这反映的是
A. 知情同意原则
B. 保护隐私原则
C. 医疗公正原则
D. 医疗最优化原则
E. 效益最大化原则

66. 肝癌最常见、最重要的症状与体征是
A. 纳差
B. 进行性肝大及肝区疼痛
C. 肝硬化表现
D. 血性腹水
E. 黄疸

67. 心脏内传导速度最快的部位是
A. 窦房结
B. 心房肌
C. 浦肯野纤维
D. 房室交界
E. 心室肌

68. 属于医学伦理学研究的一门科学是
A. 医疗行为
B. 医学道德
C. 科研方法
D. 法律规范
E. 行为方式

69. 在临床医学研究中，对待受试者的正确做法是
A. 对受试者的负担不可以过分强调
B. 对受试者的受益要放在首要位置考虑
C. 对受试者的负担和受益要公平分配
D. 需要特别关照参加试验的重点人群的利益
E. 对参加试验的弱势人群的权益可以不必太考虑

70. 器官移植引发的伦理问题应除外
A. 器官移植成功后如何保持患者的较长生存时间
B. 活体器官移植价值的利弊争论
C. 尸体器官收集面临传统道德观念束缚
D. 可供移植器官如何公正分配
E. 器官移植涉及医疗卫生资源合理配置

71. 医学人道主义的含义不包括
A. 认为人的生命是宝贵的
B. 人的生命和尊严具有最高的价值
C. 医学人道主义要求医务人员同情、关心、尊重和爱护患者
D. 是人道主义思想在医学领域中的具体体现
E. 医务人员可免除患者的疾病痛苦，可安乐死患者

72. 四肢厥冷，舌体转动不灵，治宜选用
A. 牛黄丸
B. 清营汤
C. 犀角地黄汤
D. 白虎汤
E. 苏合香丸

A_2 型选择题

答 题 说 明

每一道考题是以一个小案例出现的，其下面都有 A、B、C、D、E 五个备选答案。请从中选择一个最佳答案。

73. 患者，男，75 岁。慢性肺心病病史 5 年，受凉后出现咳痰、痰量较多，伴有气喘加重、下肢水肿。其关键性的治疗措施是
A. 控制肺部感染
B. 解痉平喘
C. 吸氧
D. 应用利尿药
E. 使用洋地黄

74. 患者，女，26 岁。因尿痛、尿频、尿急诊断为急性膀胱炎。首选的抗生素是

A. 氧氟沙星
B. 青霉素
C. 罗红霉素
D. 头孢唑林
E. 克拉霉素

75. 患者，男，25 岁。慢性肾炎病史 7 年，近日来恶心、呕吐、气喘，血压 175/100mmHg，颈静脉怒张，双肺底闻及湿啰音，血尿素氮 30mmol/L，血肌酐 752μmol/L。血钾 7.2mmol/L。最宜采用的治疗是
A. 5%碳酸氢钠静脉滴注
B. 硝普钠静脉滴注
C. 葡萄糖酸钙静脉推注
D. 血液透析
E. 50%葡萄糖静脉滴注

76. 患者，女，29 岁。风湿热病史 7 年，现呼吸困难、咳嗽、咳痰、咯血。查体心尖部闻及舒张中晚期杂音。心电图示左心房增大。该患者的诊断是
A. 二尖瓣狭窄
B. 二尖瓣关闭不全
C. 主动脉瓣狭窄
D. 主动脉瓣关闭不全
E. 联合瓣膜病变

77. 患者，男，24 岁。服毒物后意识不清、大汗淋漓、呼吸困难、呼气有刺激性大蒜味。最可能中毒的是
A. 镇静药
B. 镇痛药
C. 一氧化碳
D. 有机磷
E. 磷化锌

78. 患者，男，23 岁。1 型糖尿病，近期由于肺部感染，原有症状明显加重，诊断并发酮症酸中毒。首要的治疗措施是
A. 补液
B. 纠正酸中毒
C. 控制感染
D. 纠正电解质紊乱
E. 应用胰岛素

79. 患者，男，38 岁。甲状腺功能亢进症（甲亢）复发。查体：轻度突眼，甲状腺弥漫性肿大，心率 120 次/分。实验室检查：FT_3↑，FT_4↑，TSH↓，GOT 中度升高，血 WBC 3.8×10^9/L。适宜的治疗措施是
A. 抗甲状腺药物治疗
B. 复方碘溶液
C. 甲状腺手术治疗
D. 抗甲状腺药物+糖皮质激素
E. 放射性^{131}I 治疗

80. 患者，女，25 岁。因甲状腺肿大就诊。检查：甲状腺Ⅲ度肿大，触之坚硬并有触痛，无震颤。^{131}I 摄取率下降。最可能的诊断是
A. 甲状腺功能亢进症
B. 亚急性甲状腺炎
C. 甲状腺癌
D. 甲状腺囊肿
E. 慢性甲状腺炎

81. 患者，男，43 岁。面色淡黄，头痛恶寒，身重疼痛，胸闷不饥，午后身热，状若阴虚，舌白不渴，脉弦细而濡。以下禁用的治法是
A. 祛湿

B. 发汗
C. 和解
D. 清热
E. 淡渗

82. 患者，女，44 岁。胃溃疡病史 12 年，因上腹痛、呕吐、消瘦就诊，经胃镜检查确诊为进展期胃癌。最好的治疗方法是
A. 免疫疗法
B. 放射治疗
C. 手术治疗
D. 内镜下治疗
E. 化学药物治疗

83. 患者，男，42 岁。消渴，小便反多，以饮一斗，小便一斗。治宜选用
A. 肾气丸
B. 实脾饮
C. 五苓散
D. 苓桂术甘汤
E. 三仁汤

84. 患者，女，32 岁，已婚。素有癥块，停经不到 3 个月，复又行经不止，胎动在脐上，漏下血色紫黑晦暗，腹痛拒按，舌质紫暗或有瘀点，脉沉涩。治宜选用
A. 当归芍药散
B. 少腹逐瘀汤
C. 桂枝茯苓丸
D. 血府逐瘀汤
E. 大黄牡丹汤

85. 患者，男，50 岁。微热，恶风寒，脉浮，口渴能饮，饮不解渴，小便不利。治宜选用
A. 苓桂术甘汤
B. 五苓散
C. 猪苓汤
D. 麻黄汤
E. 真武汤

86. 患者，女，57 岁。肺胀病史 15 年。1 周前，劳累后出现面部水肿，呼吸喘促难续，心悸，胸脘痞闷，尿少，怕冷，纳呆，舌苔白滑，脉沉细。治宜选用
A. 济生肾气丸
B. 真武汤
C. 实脾饮
D. 参附汤
E. 金匮肾气丸

87. 患者，女，36 岁。百合病，不经吐、下、发汗，病形如初。治宜选用
A. 百合鸡子黄汤
B. 甘草干姜汤
C. 百合知母汤
D. 甘麦大枣汤
E. 百合地黄汤

88. 患者，男，50 岁。太阳病，关节疼痛而烦，小便不利，大便反快，脉沉而细。其诊断是
A. 风痹
B. 肾痹
C. 血痹
D. 历节
E. 湿痹

89. 患者，男，61 岁。发热，身黄，小便短赤，纳差，腹满，舌红，苔黄腻，脉弦数。治宜选用

A. 五苓散
B. 栀子柏皮汤
C. 茵陈蒿汤
D. 麻黄连翘赤小豆汤
E. 桂枝汤

90. 患者，女，58 岁。素有喘疾，近日受寒后，微发热恶风寒，咳嗽气喘，微汗，舌淡苔白，脉浮缓弱。治宜选用
A. 桂枝汤
B. 小青龙汤
C. 桂枝麻黄各半汤
D. 桂枝加厚朴杏子汤
E. 桂枝加桂汤

91. 患者，女，29 岁。妊娠期见腹痛绵绵，面色萎黄，饮食不思，心烦急躁，双下肢水肿，按之凹陷不起，小便不利，舌淡苔白润，脉弦细。治宜选用
A. 当归芍药散
B. 白术散
C. 葵子茯苓散
D. 当归散
E. 当归贝母苦参丸

A_3 型选择题

答 题 说 明

以下提供若干个案例，每个案例下设三道考题。请根据题干所提供的信息，在每一道考题下面的 A、B、C、D、E 五个备选答案中选择一个最佳答案。

(92 ~94 题共用题干)

患者，男，21 岁。近 6 个月来反复心悸、胸痛、劳力性呼吸困难，时有头晕或短暂意识丧失。查体：心脏轻度增大，心尖部有 2 级收缩期杂音和第四心音，胸骨左缘第 3 ~4 肋间闻及较粗糙的喷射性收缩期杂音。

92. 最可能的诊断是
A. 冠心病和心绞痛
B. 二尖瓣关闭不全
C. 主动脉瓣狭窄
D. 肥厚型梗阻性心肌病
E. 病毒性心肌炎

93. 应选用的药物是
A. 地高辛
B. 硝酸甘油
C. 普萘洛尔
D. 卡托普利
E. 氢氯噻嗪

94. 最有价值的诊断方法是
A. 胸部 X 线摄片
B. 心电图
C. 超声心动图
D. 心脏核素检查
E. 冠状动脉造影

(95 ~97 题共用题干)

患者，男，23 岁。间断排脓血便 2 年，大便成形或糊状，每日 1 ~3 次，有时里急后重，抗生素治疗无效。

95. 最可能的诊断是

A. 溃疡性结肠炎
B. 克罗恩（Crohn）病
C. 慢性细菌性痢疾
D. 肠结核
E. 阿米巴肠炎

96. 明确诊断最有意义的检查是
A. 大便培养
B. 大便常规检查
C. 粪便隐血试查
D. 钡灌肠造影检查
E. 结肠镜检查

97. 治疗中不宜先考虑应用
A. 柳氮磺吡啶
B. 5-氨基水杨酸
C. 甲硝唑
D. 呋喃唑酮
E. 泼尼松

（98～100 题共用题干）

患者，男，45 岁。反复水肿 5 年，伴有恶心、呕吐 1 周。检查血红蛋白 80g/L，血压 155/110mmHg，尿蛋白（++），颗粒管型 2～3 个/高倍视野，尿比密 1.010～1.012。

98. 应立即做的检查是
A. 血胆固醇
B. 乙肝病毒全套
C. 肝功能全套
D. 血肌酐、尿素氮
E. 24 小时尿蛋白定量

99. 为了解该患者双侧肾脏是否已缩小，应首选的检查是
A. 静脉肾盂造影
B. 同位素肾图
C. CT
D. ECT
E. B 超

100. 该患者首先考虑的诊断是
A. 肝炎后肝硬化
B. 原发性高血压
C. 肾病综合征
D. 慢性肾小球肾炎
E. 慢性肾盂肾炎

（101～103 题共用题干）

患者，女，59 岁。乏力伴有心悸、多汗、手颤、易饿 3 个月，脾气暴躁。每日大便 4～5 次，不成形。体重下降 6.0kg。查体：甲状腺Ⅱ度肿大、质软，心率 110 次/分，律齐，心音有力。

101. 该患者最可能的诊断是
A. 1 型糖尿病
B. 溃疡性结肠炎
C. 2 型糖尿病
D. 更年期综合征
E. 甲状腺功能亢进症

102. 目前确定诊断的主要检查是
A. 口服葡萄糖耐量试验
B. 结肠镜检查
C. 胰岛素释放试验
D. 甲状腺 ^{131}I 摄取率
E. 甲状腺功能测定

103. 该患者适宜的治疗是
A. 胰岛素
B. 抗甲状腺药物
C. 口服泼尼松
D. ^{131}I 治疗

E. 口服降血糖药

（104 ~ 106 题共用题干）

患者，男，63 岁。晨起发现言语不清，右侧肢体活动不适，既往体健。发病后 5 小时查体：神志清楚，血压 120/80mmHg，右侧面瘫，右侧上、下肢肢体肌力 2 级，右侧半身痛觉减退，失语，头颅 CT 未见异常。

104. 病变的部位可能是
A. 左侧大脑前动脉
B. 右侧大脑前动脉
C. 左侧大脑中动脉
D. 右侧大脑中动脉
E. 椎基底动脉

105. 病变的性质是
A. 脑出血
B. 脑栓塞
C. 脑肿瘤
D. 脑血栓形成
E. 蛛网膜下腔出血

106. 应选择的治疗方法是
A. 调整血压
B. 溶栓治疗
C. 应用止血药
D. 手术治疗
E. 应用脑保护药

B_1 型选择题

答 题 说 明

以下提供若干组考题，每组考题共用在考题前列出的 A、B、C、D、E 五个备选答案。请从中选择一个与问题关系最密切的答案。每个备选答案可能被选择一次、多次或不被选择。

（107 ~ 108 题共用备选答案）
A. 志
B. 魄
C. 意
D. 思
E. 虑

107. 《灵枢·本神》云：因志而存变谓之
108. 《灵枢·本神》云：因思而远慕谓之

（109 ~ 110 题共用备选答案）
A. 硝苯地平
B. 可乐定
C. 哌唑嗪
D. 硝普钠
E. 氢氯噻嗪

109. 合并心功能不全的轻度高血压患者首选的降压药物是
110. 合并低钾血症的高血压患者不宜选用的降压药物是

（111 ~ 112 题共用备选答案）
A. 初次感染某种病原体
B. 在感染某种病原体基础上再次感染同一病原体
C. 人体同时感染两种或两种以上的病原体

D. 在感染某种病原体基础上又被其他病原体感染

E. 原发感染后出现的病原体感染

111. 上述各项中，属于重复感染的是

112. 上述各项中，属于继发感染的是

（113 ~114 题共用备选答案）

A. 10 日内

B. 2 周

C. 1 个月

D. 2 个月

E. 3 个月

113. 缺铁性贫血患者应用铁剂治疗后，网织红细胞开始增多的时间是

114. 缺铁性贫血患者应用铁剂治疗后，血红蛋白恢复正常的时间是

（115 ~116 题共用备选答案）

A. 主动脉瓣区第二心音亢进

B. 拍击样第一心音

C. 心尖区第一心音增强

D. 肺动脉瓣区第二心音亢进

E. 三尖瓣区收缩期杂音和剑突下搏动

115. 肺心病肺动脉高压的主要表现是

116. 肺心病右心室扩大的主要表现是

（117 ~118 题共用备选答案）

A. 氧疗

B. 增加通气量

C. 防治感染

D. 保持气道通畅

E. 纠正酸碱失衡和电解质紊乱

117. 治疗呼吸衰竭首要的治疗措施是

118. 解除二氧化碳潴留的主要治疗措施是

（119 ~120 题共用备选答案）

A. 腹泻，排便次数增多

B. 腹部压痛

C. 里急后重

D. 黏液血便

E. 腹痛，便后缓解

119. 溃疡性结肠炎最主要的症状是

120. 溃疡性结肠炎活动期的重要表现是

（121 ~122 题共用备选答案）

A. 人

B. 禽

C. 猪

D. 蚊

E. 鼠

121. 人感染高致病性禽流感的主要传染源是

122. 肾综合征出血热的主要传染源是

（123 ~124 题共用备选答案）

A. 血小板增加

B. 淋巴细胞数增加

C. 白细胞减少

D. 出现大量异型淋巴细胞

E. 嗜酸性细胞计数降低或消失

123. 流行性出血热血常规检查的特征性改变是

124. 伤寒血常规检查的特征性改变是

（125 ~126 题共用备选答案）

A. 补充营养，定期复查肾功能、血压和垂体功能

B. 补充血容量，纠正酸中毒，改善微循环

C. 抗病毒，减轻外渗，改善中毒症状和预防 DIC

D. 稳定内环境，促进利尿，导泻和透析治疗

E. 维持电解质稳定，防治继发感染

125. 肾综合征出血热发热期的治疗原则是
126. 肾综合征出血热少尿期的治疗原则是

（127～128 题共用备选答案）
A. 伤寒
B. 中毒性菌痢
C. 霍乱
D. 流行性乙型脑炎
E. 急性病毒性肝炎
127. 白细胞、血红蛋白均增多，多见于
128. 嗜酸性粒细胞减少或消失，多见于

（129～130 题共用备选答案）
A. 肺脓肿
B. 肺气肿
C. 肺不张
D. 气胸
E. 肺实变
129. 患侧呼吸活动度减弱伴有叩诊为浊音，呼吸音消失者，见于
130. 患侧呼吸活动度减弱伴有叩诊为鼓音，呼吸音消失者，见于

（131～132 题共用备选答案）
A. 梨形心
B. 靴形心
C. 三角烧瓶状心
D. 心底部浊音界增宽
E. 心浊音界明显缩小
131. 二尖瓣狭窄时心脏叩诊可见到的体征是
132. 心包积液时坐位心脏叩诊可见到的体征是

（133～134 题共用备选答案）
A. 阴液
B. 阳气
C. 津液
D. 气
E. 血
133. 湿邪害人，若其人“面色白者”，治疗须顾其
134. 湿邪害人，若其人“面色苍者”，治疗须顾其

（135～136 题共用备选答案）
A. 丙氨酸氨基转移酶（ALT）
B. 碱性磷酸酶（ALP）
C. γ-谷氨酰转移酶（γ-GT）
D. 肌酸激酶（CK）
E. 淀粉酶（AMS）
135. 急性胰腺炎时明显增高的酶是
136. 急性心肌梗死时明显增高的酶是

（137～138 题共用备选答案）
A. 脉搏短绌
B. 水冲脉
C. 奇脉
D. 颈静脉搏动
E. 交替脉
137. 主动脉瓣关闭不全，多表现为
138. 缩窄性心包炎，多表现为

（139～140 题共用备选答案）
A. 苦笑面容
B. 伤寒面容
C. 甲亢面容
D. 二尖瓣面容
E. 慢性病面容
139. 消瘦，双眼球突出，兴奋不安，呈惊恐貌，多见于
140. 面色晦暗，双颊紫红，口唇轻度发绀，多见于

（141～142 题共用备选答案）

A. 水冲脉

B. 交替脉

C. 重搏脉

D. 奇脉

E. 无脉

141. 符合左心功能不全的体征是

142. 符合甲状腺功能亢进症的体征是

（143～144 题共用备选答案）

A. 癔症

B. 破伤风

C. 脑血管疾病

D. 中毒性菌痢

E. 脑膜炎

143. 抽搐伴有高血压，肢体瘫痪，见于

144. 抽搐伴有苦笑面容，见于

（145～146 题共用备选答案）

A. 肩胛下区

B. 肩胛上区

C. 胸骨上窝

D. 锁骨上窝

E. 胸骨角附近

145. 可闻及正常支气管呼吸音的部位是

146. 可闻及正常支气管肺泡呼吸音的部位是

（147～148 题共用备选答案）

A. 医患双方不是双向作用，而是医师对患者单向发生作用

B. 医患双方在医疗活动中都是主动的，医师有权威性，充当指导者

C. 医师和患者具有近似同等的权利

D. 长期慢性病患者已具有一定医学知识水平

E. 急性病患者或虽病情较重但他们头脑是清醒的

147. 指导-合作型的特点是

148. 主动-被动型的特点是

（149～150 题共用备选答案）

A. 医德教育

B. 医德修养

C. 医德实践

D. 医德情操

E. 医德评价

149. 培养全面合格的医学人才的重要手段是

150. 对医疗单位的医务人员行为进行善恶评价的方式是

第二单元参考答案

1. A	2. D	3. B	4. C	5. B	6. B	7. E	8. E	9. C	10. A
11. B	12. E	13. A	14. A	15. B	16. B	17. E	18. D	19. C	20. D
21. E	22. C	23. C	24. A	25. E	26. E	27. D	28. E	29. A	30. C
31. A	32. C	33. D	34. E	35. E	36. E	37. E	38. D	39. C	40. D
41. C	42. B	43. B	44. D	45. D	46. D	47. A	48. D	49. D	50. B
51. D	52. D	53. C	54. B	55. B	56. E	57. E	58. B	59. B	60. E
61. A	62. E	63. A	64. A	65. D	66. B	67. C	68. B	69. C	70. A

71. E	72. A	73. A	74. A	75. D	76. A	77. D	78. A	79. E	80. B
81. B	82. E	83. A	84. C	85. B	86. B	87. E	88. E	89. C	90. D
91. B	92. C	93. A	94. C	95. A	96. E	97. E	98. D	99. E	100. D
101. E	102. E	103. B	104. C	105. D	106. B	107. D	108. E	109. D	110. E
111. B	112. E	113. A	114. D	115. D	116. E	117. D	118. B	119. A	120. D
121. B	122. E	123. D	124. E	125. C	126. D	127. C	128. A	129. C	130. D
131. A	132. C	133. B	134. C	135. E	136. D	137. B	138. C	139. C	140. D
141. B	142. A	143. C	144. B	145. C	146. E	147. B	148. A	149. A	150. E

140-3

2024全国中医执业医师资格考试模拟试卷（二）

（医学综合笔试部分）

第三单元

考试日期：20××年×月×日

考试时间：9：00～11：00

考生姓名：________

准考证号：________

考 场 号：________

中国协和医科大学出版社

北 京

A_1 型选择题

答题说明

每一道考题下面有 A、B、C、D、E 五个备选答案，请从中选择一个最佳答案。

1. 感冒的基本病机是
   A. 邪犯于肺，肺气上逆
   B. 卫表不和，肺失宣肃
   C. 风热犯表，卫表失和
   D. 风寒外束，卫阳被郁
   E. 暑湿遏表，卫表不和

2. 黄疸消退后，病体仍有气滞血瘀者，宜选用
   A. 大黄䗪虫丸
   B. 逍遥散合鳖甲丸
   C. 血府逐瘀汤
   D. 身痛逐瘀汤
   E. 复元活血汤

3. 治疗颤证阳气虚衰证，应首选的方剂是
   A. 附子理中丸
   B. 龟鹿二仙膏
   C. 金匮肾气丸
   D. 人参养荣汤
   E. 地黄饮子

4. 胃痛之胃阴亏耗证，其治法是
   A. 养阴益胃，和中止痛
   B. 化瘀通络，脉络瘀滞
   C. 温中健脾，和胃止痛
   D. 清化热湿，理气和胃
   E. 疏肝理气，和胃止痛

5. 治疗泄泻肝气乘脾证，应首选的方剂是
   A. 柴胡疏肝散
   B. 痛泻要方
   C. 五磨饮子
   D. 四七汤
   E. 参苓白术散

6. 胃痛的病机是
   A. 胃失和降，逆气动膈
   B. 胃失和降，胃气上逆
   C. 胃气阻滞，胃失和降
   D. 脾胃虚寒，胃中无火
   E. 痰瘀互结，食管狭窄

7. 下列辨别中风闭、脱二证的主要依据应除外
   A. 目合口开与口噤不开
   B. 手撒肢冷与两手握固
   C. 二便自遗与大小便闭
   D. 肢体软瘫与肢体强痉
   E. 躁动不安与静而不烦

8. 治疗阳水湿热壅盛证，应首选的方剂是
   A. 己椒苈黄丸
   B. 木防己汤
   C. 舟车丸
   D. 疏凿饮子
   E. 八正散

9. 治疗狂证火盛阴伤证，应首选的方剂是
   A. 生铁落饮
   B. 养心汤合越鞠丸
   C. 二阴煎合琥珀养心丹

D. 癫狂梦醒汤
E. 逍遥散合顺气导痰汤

10. 心悸·心虚胆怯证的特点是
A. 心悸烦躁，善惊痰多
B. 心悸善惊，坐卧不安
C. 惊悸眩晕，胸闷喘憋
D. 心悸怵惕，心痛胸闷
E. 虚烦而悸，耳鸣腰酸

11. 下列不是萎黄的主症是
A. 皮肤淡黄不泽
B. 两目不黄
C. 小便色淡黄
D. 倦怠无力
E. 大便溏薄

12. 下列厥证的病因应除外
A. 情志内伤
B. 体虚劳倦
C. 亡血失津
D. 饮食不节
E. 感受暑热

13. 治疗胃痞痰湿中阻证的主方是
A. 枳实消痞丸加减
B. 二陈汤合平胃散加减
C. 泻心汤合连朴饮加减
D. 越鞠丸合枳术丸加减
E. 保和丸加减

14. 治疗实呕·肝气犯胃证的首选方剂是
A. 柴胡疏肝散
B. 四七汤
C. 四磨汤
D. 逍遥散
E. 金铃子散

15. 治疗阴虚感冒的主方是
A. 麦门冬汤
B. 一贯煎
C. 葱豉桔梗汤
D. 加减葳蕤汤
E. 参苏饮

16. 寒性腹痛的疼痛特点是
A. 腹部胀痛，攻窜不定
B. 腹痛绵绵，时作时止
C. 腹部胀满，疼痛拒按
D. 腹痛急暴，得温痛减
E. 饥则痛甚，得食稍减

17. 治疗疫毒痢的主方是
A. 芍药汤
B. 白头翁汤
C. 葛根芩连汤
D. 香连丸
E. 枳实导滞丸

18. 治疗热秘的首选方剂是
A. 大承气汤
B. 六磨汤
C. 黄芪汤
D. 增液承气汤
E. 济川煎

19. 治疗瘀血阻络胁痛的主方是
A. 血府逐瘀汤
B. 丹参饮
C. 身痛逐瘀汤
D. 膈下逐瘀汤
E. 旋覆花汤

20. 治疗热哮证的首选方剂是
A. 定喘汤或越婢加半夏汤
B. 厚朴麻黄汤

C. 三子养亲汤
D. 射干麻黄汤
E. 平喘固本汤

21. 厥证虚证的主症是
A. 面红气粗
B. 口开手撒
C. 声高息促
D. 脉洪大有力
E. 多发生于形壮体实者

22. 不属于癃闭病因病机的是
A. 跌打损伤
B. 饮食不节
C. 情志内伤
D. 瘀浊内停
E. 外邪侵袭

23. 治疗支饮寒饮伏肺证的首选方剂是
A. 柴枳半夏汤
B. 小青龙汤
C. 香附旋覆花汤
D. 甘遂半夏汤
E. 金匮肾气丸

24. 手少阳三焦经的主治特点是
A. 前头、鼻、口齿病
B. 前头、口齿、胃肠病
C. 侧头、胁肋病
D. 后头、肩胛、神志病
E. 后头、背腰病

25. 循行于上肢内侧中线的经脉是
A. 手太阳经
B. 手少阳经
C. 手厥阴经
D. 手少阴经
E. 手太阴经

26. 相互衔接的阴经与阴经的循行交接部位是
A. 头面部
B. 肘膝部
C. 胸部
D. 腹部
E. 手足末端

27. 眉间至后发际正中的骨度分寸是
A. 12 寸
B. 13 寸
C. 14 寸
D. 15 寸
E. 16 寸

28. 在面部，眉梢凹陷处的腧穴是
A. 支沟
B. 丝竹空
C. 翳明
D. 阳池
E. 头临泣

29. 属于手厥阴心包经的腧穴是
A. 尺泽
B. 曲泽
C. 曲池
D. 少海
E. 支沟

30. 在面部，耳屏正中与下颌骨髁突之间的凹陷中的腧穴是
A. 后溪
B. 听宫
C. 养老
D. 阳池
E. 支正

31. 与腰阳关穴在同一水平线上的腧穴是

A. 膀胱俞
B. 大肠俞
C. 肝俞
D. 胃俞
E. 肾俞

32. 用于治疗心痛、心悸、呕血、咯血、疔疮的腧穴是
A. 内关
B. 孔最
C. 间使
D. 外关
E. 郄门

33. 位于侧腹部，第 11 肋游离端下际的腧穴是
A. 日月
B. 梁门
C. 期门
D. 章门
E. 带脉

34. 地机穴位于
A. 内踝尖上 5 寸，胫骨内侧面后缘
B. 胫骨内侧髁下方凹陷处
C. 内踝尖上 5 寸，胫骨内侧面中央
D. 内踝尖上 7 寸，胫骨内侧面中央
E. 阴陵泉下 3 寸，胫骨内侧缘后际

35. 以下腧穴中，治疗带下病应首选的是
A. 太冲
B. 归来
C. 带脉
D. 隐白
E. 大敦

36. 平刺的角度为
A. 5°左右
B. 15°左右
C. 30°左右
D. 45°左右
E. 60°左右

37. 治疗厥阴头痛，应选取的配穴是
A. 印堂、攒竹、合谷
B. 率谷、外关、足临泣
C. 天柱、后溪、申脉
D. 太冲、内关、四神聪
E. 血海、膈俞、内关

38. 针灸治疗腰痛，应选取的主穴是
A. 督脉、足少阴经穴
B. 局部阿是穴、足少阴经穴
C. 局部阿是穴、足少阳经穴
D. 局部阿是穴、足太阳经穴
E. 督脉、足太阳经穴

39. 治疗便秘气滞证，除选取主穴外，应加用的腧穴是
A. 脾俞、胃俞
B. 气海、神阙
C. 关元、命门
D. 合谷、曲池
E. 中脘、行间

40. 治疗消渴，除相应脏腑背俞穴外，应主取的是
A. 足阳明、足少阴经穴
B. 足太阴、足少阴经穴
C. 手太阴、足太阳经穴
D. 手阳明、足太阴经穴
E. 足少阳、足少阴经穴

41. 治疗感冒的主穴是
A. 列缺、合谷、肺俞、太渊、大椎
B. 太渊、肺俞、合谷、鱼际、三阴交

C. 列缺、合谷、大椎、太阳、风池
D. 鱼际、尺泽、膻中、肺俞、定喘
E. 尺泽、肺俞、膏肓、太溪、足三里

42. 隔姜灸可用于治疗
A. 寒性呕吐、腹痛
B. 哮喘
C. 瘰疬
D. 疮疡
E. 小儿脐风

43. 下列既是络穴，又是八脉交会穴的是
A. 后溪
B. 申脉
C. 内关
D. 照海
E. 足临泣

44. 治疗鼻衄的主穴是
A. 少商、合谷、迎香、尺泽、关冲
B. 迎香、太溪、照海、列缺、鱼际
C. 地仓、翳风、中渚、侠溪、曲池
D. 迎香、太阳、风池、合谷、太冲
E. 迎香、印堂、风池、合谷、足三里

45. 悬钟穴位于
A. 外踝后缘中点上 3 寸，腓骨前缘
B. 外踝前缘中点上 3 寸，腓骨前缘
C. 外踝下缘中点上 3 寸，腓骨前缘
D. 外踝高点上 3 寸，腓骨前缘
E. 外踝上缘中点上 3 寸，腓骨前缘

A_2 型选择题

答 题 说 明

每一道考题是以一个小案例出现的，其下面都有 A、B、C、D、E 五个备选答案。请从中选择一个最佳答案。

46. 患者，男，40 岁。咳嗽，气促，咳痰量多，痰质黏稠而黄，咳吐不爽，胸胁胀满，面赤身热，口干，舌红苔黄腻，脉滑数。治疗应首选的方剂是
A. 止嗽散
B. 桑菊饮
C. 二陈汤
D. 清金化痰汤
E. 加减泻白散

47. 患者，男，56 岁。发热 1 日，微恶风寒，少汗，头昏，心烦，口干咽燥，干咳少痰，舌红少苔，脉细数。其证候诊断是
A. 常人感冒风寒束表证
B. 常人感冒暑湿伤表证
C. 常人感冒风热犯表证
D. 虚体感冒气虚感冒证
E. 虚体感冒阴虚感冒证

48. 患者，女，57 岁。有心悸病史 5 年余，平素心悸，气短，面色无华，倦怠，乏力，纳呆食少，舌淡红，脉细弱。治疗应首选的方剂是
A. 炙甘草汤
B. 参苓白术散

C. 归脾汤
D. 六味地黄丸
E. 当归补血汤

49. 患者，女，69 岁。左胸部闷痛 4 年，近来胸闷频发，痰多气短，肢体沉重，形体肥胖，偶有心悸、眩晕，纳呆便溏，咳吐痰涎，舌体胖大，边有齿痕，苔白腻，脉滑。其辨证是
A. 气滞心胸证
B. 寒凝心脉证
C. 痰浊闭阻证
D. 心肾阳虚证
E. 心血瘀阻证

50. 患者，男，29 岁。6 个月前因工受伤后，眩晕时作，头痛如刺，精神不振，面唇紫暗，舌暗有瘀斑，脉细涩。治疗应首选的方剂是
A. 半夏白术天麻汤
B. 左归丸
C. 通窍活血汤
D. 归脾汤
E. 天麻钩藤饮

51. 患者，男，52 岁。平素身体虚弱，今日突然昏仆，不省人事，目合口张，手撒肢冷，汗多，小便自遗，肢体软瘫，舌痿，脉细弱。治疗应首选的方剂是
A. 归脾汤
B. 参附汤合生脉散
C. 六味地黄丸
D. 肾气丸
E. 补阳还五汤

52. 患者，男，40 岁。夜寐盗汗，五心烦热，两颧色红口渴，舌红少苔，脉细数。治疗应首选的方剂是
A. 黄连阿胶汤
B. 黄连温胆汤
C. 当归六黄汤
D. 养阴清肺汤
E. 甘麦大枣汤

53. 患者，女，59 岁。胃痛时作，喜温喜按，空腹痛甚，得食痛减，手足不温，纳差，大便溏薄，舌淡，苔白，脉虚弱。治疗应首选的方剂是
A. 一贯煎
B. 左归丸
C. 化肝煎
D. 黄芪建中汤
E. 龙胆泻肝汤

54. 患者，男，75 岁。吞咽困难 1 年，水饮不下，泛吐多量黏液白沫，面浮足肿，面色㿠白，形寒气短，精神疲惫，腹胀，舌质淡，苔白，脉细弱。其证候诊断是
A. 脾胃气虚证
B. 痰气交阻证
C. 津亏热结证
D. 瘀血内结证
E. 气虚阳微证

55. 患者，女，30 岁。今日早上受凉后出现腹痛拘急，得温痛减，口淡不渴，形寒肢冷，小便清长，大便清稀，舌质淡，苔白腻，脉沉紧。其治法是
A. 消食导滞，理气止痛
B. 散寒温里，理气止痛
C. 疏肝解郁，理气止痛
D. 活血化瘀，和络止痛
E. 温中补虚，缓急止痛

56. 患者，男，45 岁。正值夏季盛暑之季，

今日在户外劳动后2小时即出现泄泻腹痛，泻下急迫，粪色黄褐，气味臭秽，肛门灼热，烦热口渴，小便短黄，舌质红，苔黄腻，脉滑数。治疗应首选的方剂是

A. 枳实导滞丸
B. 白头翁汤
C. 芍药汤
D. 藿香正气散
E. 葛根芩连汤

57. 患者，男，80岁。排便困难3年，大便艰涩，腹痛拘急，胀满拒按，胁下偏痛，手足不温，呃逆呕吐，舌苔白腻，脉弦紧。治疗应首选的方剂是

A. 济川煎
B. 黄芪汤
C. 补中益气汤
D. 大黄附子汤
E. 青麟丸

58. 患者，女，53岁。1年来身目俱黄，黄色晦暗，神疲乏力，脘腹痞胀，纳谷减少，大便不实，舌淡苔腻，脉濡缓。其治法是

A. 健脾养血，利湿退黄
B. 调和肝脾，理气助运
C. 利湿化浊运脾
D. 温中化湿，健脾和胃
E. 疏肝理气，活血化瘀

59. 患者，男，45岁。1周来小便不畅，点滴而下，每日尿量极少而短赤灼热，小腹胀满，口苦口黏，大便不畅，舌质红，苔黄腻，脉数。其诊断是

A. 癃闭膀胱湿热证
B. 癃闭浊瘀阻塞证
C. 癃闭肺热壅盛证
D. 淋证热淋
E. 淋证石淋

60. 患者，男，39岁。尿中夹砂石，排尿涩痛，尿道窘迫疼痛，少腹拘急，尿中带血，一侧腰腹绞痛难忍，舌红，苔薄黄，脉弦。治疗应首选的方剂是

A. 柴胡疏肝散
B. 金铃子散合石韦散
C. 石韦散
D. 济生肾气丸
E. 止痛如神汤

61. 患者，男，25岁。自觉情绪不宁，急躁易怒，胸胁胀满近2个月，伴有口苦而干，头痛，目赤，耳鸣，嘈杂吞酸，大便秘结，舌质红，苔黄，脉弦数。治疗应首选的方剂是

A. 柴胡疏肝散
B. 丹栀逍遥散
C. 五磨饮子
D. 半夏厚朴汤
E. 甘麦大枣汤

62. 患者，男，26岁。因多食辛辣刺激性食品诱发鼻衄，兼有齿衄，血色鲜红，口干鼻干，烦渴喜饮，口臭，大便干燥，舌红苔黄，脉数。治疗应首选的方剂是

A. 桑菊饮
B. 银翘散
C. 玉女煎
D. 龙胆泻肝汤
E. 知柏地黄丸

63. 患者，女，32岁。平素嗜食生冷。近期心下坚满，自利，利后反快，虽利，心下续坚满，肠间沥沥有声，腹满，便秘，口舌干燥，舌苔黄腻，脉沉弦。其

证候诊断是
A. 痰饮脾阳虚弱证
B. 痰饮饮留胃肠证
C. 悬饮邪犯胸肺证
D. 悬饮饮停胸胁证
E. 支饮脾肾阳虚证

64. 患者，女，45 岁。尿频量多，混浊如脂膏，腰膝酸软，乏力，头晕，耳鸣，口干唇燥，皮肤干燥，瘙痒，舌红苔少，脉细数。其治法是
A. 滋阴固肾
B. 固精缩尿，收敛固摄
C. 补肾填精，活血化瘀
D. 滋阴清热，健脾祛风
E. 清泻肺胃，生津止渴

65. 患者，男，48 岁。白昼时时汗出近 1 年，动辄益甚者，心悸少寐，神疲气短，面色不华，舌质淡，脉细。其证候诊断是
A. 肺卫不固证
B. 心血不足证
C. 阴虚火旺证
D. 邪热郁蒸证
E. 脾胃虚弱证

66. 患者，男，60 岁。平素嗜酒，近 1 个月来不思饮食，口干唇燥，大便秘结，干呕，呃逆，面色潮红，舌干，少苔，脉细数。治疗应首选的方剂是
A. 补肝汤
B. 归脾汤
C. 沙参麦冬汤
D. 益胃汤
E. 一贯煎

67. 患者，女，65 岁。关节、肌肉疼痛，屈伸不利 25 年。现症：肌肉关节刺痛，固定不移，关节僵硬变形，屈伸不利，有硬结、瘀斑。舌质紫暗，舌苔白腻，脉弦涩。其治法是
A. 除湿通络，祛风散寒
B. 培补肝肾，舒筋止痛
C. 化痰行瘀，蠲痹通络
D. 清热通络，祛风除湿
E. 散寒通络，祛风除湿

68. 患者，女，25 岁。体质素弱，近 6 个月来，呕吐时作时止，倦怠乏力，舌苔薄白，脉弱。治疗除主穴外，还应选用
A. 丰隆、公孙
B. 上脘、胃俞
C. 梁门、天枢
D. 期门、太冲
E. 脾俞、胃俞

69. 患者，女，35 岁。胃脘部隐痛，痛处喜按，空腹痛甚，纳后痛减，伴有胃脘灼热，似饥而不欲食，咽干口燥，大便干结，舌红少津，脉弦细。治疗应首选
A. 内关、天枢、中脘、膈俞
B. 内关、足三里、中脘、胃俞
C. 内关、天枢、中脘、太冲
D. 内关、足三里、中脘、下脘、梁门
E. 足三里、中脘、内关、三阴交、内庭

70. 患者，女，43 岁。2 日前受凉后出现右侧面部肌肉板滞，额纹消失，眼裂变大，鼻唇沟变浅，口角歪向左侧，舌淡，苔薄白，脉浮紧。治疗除面部穴位、合谷外，还应选用
A. 外关、关冲
B. 风府、风池
C. 太冲、曲池

D. 列缺、风池
E. 内庭、足三里

71. 患者，女，43岁。眩晕2个月，加重1周，昏眩欲仆，神疲乏力，面色晄白，时有心悸，夜寐欠安，舌淡，脉细。治疗应首选
A. 风池、肝俞、肾俞、行间、侠溪
B. 丰隆、中脘、内关、解溪、头维
C. 百会、上星、风池、丰隆、合谷
D. 脾俞、足三里、气海、百会
E. 百会、太阳、印堂、合谷

72. 患者，男，45岁。大便不通1周，伴有腹中胀痛，胸胁痞满，苔薄腻，脉弦。治疗应首选
A. 大肠的募穴、足阳明、足少阳经穴
B. 大肠的背俞穴、手阳明经穴
C. 大肠的背俞穴、募穴及下合穴
D. 大肠的下合穴、足阳明经穴
E. 大肠的募穴、足阳明、足太阴经穴

73. 患者，男，76岁。神情淡漠，寡言少语，反应迟钝，记忆减退，头晕耳鸣，腰酸骨软，舌质红，苔薄白，脉沉细。治疗应首选
A. 太冲、内庭
B. 十宣、涌泉
C. 肝俞、肾俞
D. 丰隆、中脘
E. 膈俞、内关

74. 患者，男，56岁。烦渴多饮，口干舌燥，尿量频多，舌边尖红，苔薄黄，脉数。治疗应首选
A. 足阳明、手阳明、足太阴经穴
B. 相应募穴、手阳明、足太阴经穴
C. 相应背俞穴、足少阴、足太阴经穴
D. 相应背俞穴、足少阴、手太阴经穴
E. 相应募穴、足少阴、足太阴经穴

75. 患者，女，52岁。心悸，头晕目眩，少寐，腰酸，盗汗，舌红，脉细数。治疗除主穴外，应加取
A. 肾俞、太溪
B. 胆俞、侠溪
C. 脾俞、足三里
D. 气海、阴陵泉
E. 膻中、膈俞

76. 患者，女，57岁。3年来腰部时常酸痛，腰部肌肉僵硬，久坐加重，舌质淡暗，边有瘀点。治疗除主穴外，应加取
A. 膈俞、次髎
B. 肾俞、足三里
C. 命门、腰阳关
D. 悬钟、太冲
E. 肾俞、太溪

77. 患者，女，30岁。乳房肿块和疼痛在月经前加重，兼腰酸乏力，月经失调，色淡量少，舌淡，脉沉细。治疗应选取的配穴为
A. 阳陵泉、光明
B. 天枢、气海
C. 肝俞、太冲
D. 脾俞、胃俞
E. 关元、肝俞、肾俞

78. 患者，女，35岁。月经先期，量多，色淡质稀，神疲肢倦，心悸，气短，舌淡，脉细弱。治疗应选取的配穴为
A. 太冲、行间
B. 足三里、脾俞
C. 太溪
D. 隐白

E. 肾俞、次髎

79. 患者，男，60 岁。睡中遗尿，精神疲乏，肢冷畏寒，舌淡，脉沉细。除膀胱的背俞穴、募穴外，应主选的是
A. 足太阳、足少阴经穴
B. 足太阳、手太阴经穴
C. 足太阳、手少阳经穴
D. 任脉、足太阴经穴
E. 任脉、足太阳经穴

80. 患者，男，60 岁。两耳听力下降 5 年余，伴有耳鸣如蝉，腰膝酸软，脉沉细。治疗应首选
A. 手、足厥阴经穴为主，兼取手少阳经穴
B. 手、足少阴经穴为主，兼取手少阳经穴
C. 手、足太阳经穴为主，兼取足少阴经穴
D. 手、足少阳经穴为主，兼取足少阴经穴
E. 足厥阴、足少阴经穴为主，兼取手少阳经穴

81. 患者，男，50 岁。肩关节疼痛，痛有定处，抬举困难，夜间痛甚，劳累加剧。治疗应首选
A. 手太阳经穴
B. 近取穴为主
C. 分部近取穴与远取穴相结合
D. 循经取穴
E. 手少阳经穴

82. 患者，男，40 岁。1 周前出差四川，工作紧张之余，尽享辛辣美味。归京后一直没有如厕，兼见烦渴，口臭喜冷，脉滑实，苔黄燥，急求针灸通便。针灸取穴为
A. 上巨虚、天枢、支沟、合谷、曲池
B. 上巨虚、天枢、支沟、中脘、行间
C. 上巨虚、天枢、支沟、脾俞、胃俞
D. 上巨虚、天枢、支沟、神阙、气海
E. 上巨虚、天枢、支沟、三阴交、足三里

83. 患者，女，45 岁。失眠 2 年，经常多梦少寐，入睡迟，易惊醒，平常遇事惊怕，多疑善感，气短，头晕，舌淡，脉弦细。治疗除主穴外，应加取
A. 心俞、厥阴俞、脾俞
B. 心俞、肾俞、太溪、足三里
C. 心俞、胆俞、大陵、丘墟
D. 肝俞、间使、太冲
E. 脾俞、胃俞、足三里

84. 患者，女，50 岁。6 个月来面目、下肢时有水肿。气色晦滞，小便清利，大便溏泄，喜暖畏寒，脉沉细，舌淡苔白。针灸取穴为
A. 水分、三焦俞、气海、肺俞、合谷
B. 水分、三焦俞、气海、脾俞、阴陵泉
C. 脾俞、胃俞、足三里、太白
D. 肺俞、脾俞、合谷、足三里
E. 肾俞、脾俞、气海、合谷

85. 患者，女，34 岁。形体肥胖兼消谷善饥，大便干燥，舌质红，苔黄腻，脉滑数。治疗应选取的配穴为
A. 上巨虚、内庭
B. 脾俞、足三里
C. 肾俞、关元
D. 神门、内关
E. 归来、下脘、中极

A_3 型选择题

答 题 说 明

以下提供若干个案例，每个案例下设三道考题。请根据题干所提供的信息，在每一道考题下面的 A、B、C、D、E 五个备选答案中选择一个最佳答案。

（86～88 题共用题干）

患者，女，23 岁。身热恶风，汗出不畅，咳嗽，咳吐黄黏痰，咽喉肿痛，口渴。舌苔微黄，脉浮数。

86. 其诊断是
    A. 暑湿伤表型感冒
    B. 风寒束表型感冒
    C. 风热犯表型感冒
    D. 气虚感冒
    E. 阴虚感冒

87. 其治法是
    A. 辛凉解表
    B. 辛温解表
    C. 祛暑解表
    D. 滋阴解表
    E. 益气解表

88. 治疗应首选的方剂是
    A. 新加香薷饮
    B. 荆防达表汤
    C. 银翘散
    D. 加减葳蕤汤
    E. 参苏饮

（89～91 题共用题干）

患者，男，50 岁。症见心胸满闷，隐痛阵发，善太息，遇情志不遂时加重，得嗳气则舒。舌苔薄腻，脉弦细。

89. 其诊断是
    A. 胁痛
    B. 不寐
    C. 胸痹
    D. 郁证
    E. 真心痛

90. 其辨证是
    A. 心血瘀阻证
    B. 寒凝心脉证
    C. 心肾阴虚证
    D. 气滞心胸证
    E. 痰浊闭阻证

91. 治疗应首选的方剂是
    A. 血府逐瘀汤
    B. 生脉散合人参养荣汤
    C. 柴胡疏肝散
    D. 身痛逐瘀汤
    E. 瓜蒌薤白半夏汤

（92～94 题共用题干）

患者，男，42 岁。3 日前因运动后汗出当风而发头痛。现症见头痛如裹，肢体困重，胸闷纳呆，大便溏。苔白腻，脉濡。

92. 其辨证是
    A. 内伤肝阳头痛
    B. 外感风湿头痛
    C. 内伤痰浊头痛
    D. 外感风寒头痛
    E. 外感风热头痛

93. 其治法是
A. 祛风胜湿通窍
B. 活血化瘀，通窍止痛
C. 健脾燥湿，化痰降逆
D. 平肝潜阳息风
E. 疏散风寒止痛

94. 治疗应首选的方剂是
A. 羌活胜湿汤
B. 通窍活血汤
C. 大补元煎
D. 天麻钩藤饮
E. 半夏白术天麻汤

（95～97 题共用题干）

患者，男，54 岁。1 年来腹大坚满，脘腹胀急，烦热口苦，渴不欲饮，皮肤发黄，小便赤涩，大便秘结或溏垢。舌边尖红，苔黄腻或兼灰黑，脉象弦数。

95. 其辨证是
A. 气滞湿阻证
B. 水湿困脾证
C. 水热蕴结证
D. 阳虚水盛证
E. 阴虚水停证

96. 其治法是
A. 温补脾肾，化气利水
B. 清热利湿，攻下逐水
C. 疏肝理气，运脾利湿
D. 温中健脾，行气利水
E. 滋肾柔肝，养阴利水

97. 治疗应首选的方剂是
A. 附子理苓汤或济生肾气丸加减
B. 调营饮加减
C. 六味地黄丸合一贯煎加减
D. 中满分消丸合茵陈蒿汤加减
E. 柴胡疏肝散合胃苓汤加减

（98～100 题共用题干）

患者，男，29 岁。平素腹痛拘急，遇寒痛甚，得温痛减，口淡不渴，四肢冷，大便溏。舌质淡，苔白腻，脉沉紧。

98. 其诊断是
A. 饮食积滞证
B. 瘀血内停证
C. 肝郁气滞证
D. 湿热壅滞证
E. 寒邪内阻证

99. 其治法是
A. 疏肝解郁，理气止痛
B. 散寒温里，理气止痛
C. 泄热通腑，行气导滞
D. 消食导滞，理气止痛
E. 活血化瘀，和络止痛

100. 治疗应首选的方剂是
A. 大承气汤加减
B. 柴胡疏肝散加减
C. 良附丸合正气天香散加减
D. 枳实导滞丸加减
E. 少腹逐瘀汤加减

（101～103 题共用题干）

患者，女，60 岁。素体虚弱，小腹坠胀，时欲小便而不得出，神疲乏力，厌食，气短而语声低微。舌淡苔薄，脉细。

101. 其诊断是
A. 癃闭
B. 淋证
C. 腹痛
D. 关格
E. 水肿

102. 其治法是

A. 清热利湿，排石通淋

B. 补脾利湿，通淋小便

C. 温补肾阳，化气行水

D. 温补脾土，利水通淋

E. 升清降浊，化气行水

103. 治疗应首选的方剂是

A. 金匮肾气丸合春泽汤

B. 八正散合补中益气汤

C. 补中益气汤合春泽汤

D. 代抵当丸合沉香散

E. 参苓白术散合济生肾气丸

（104～106 题共用题干）

患者，男，50 岁。1 个月前因劳累过度出现形体倦怠，头晕泛恶，纳食不佳，厌食油腻，过 1 周后两目黄染，随后皮肤亦黄，黄色尚鲜明，伴有胁痛，脘胀，头重如裹，小便短黄，大便稀溏。舌苔黄腻，脉濡数。

104. 其辨证是

A. 热重于湿证

B. 湿重于热证

C. 寒湿阻遏证

D. 疫毒炽盛证

E. 脾虚湿滞证

105. 其治法是

A. 清热通腑，利湿退黄

B. 清热解毒，凉血开窍

C. 温中化湿，健脾和胃

D. 利湿化浊运脾，佐以清热

E. 健脾养血，利湿退黄

106. 治疗应首选的方剂是

A. 茵陈五苓散合甘露消毒丹

B. 《千金》犀角散

C. 茵陈术附汤

D. 茵陈蒿汤

E. 黄芪建中汤

（107～109 题共用题干）

患者，男，18 岁。2 小时前突然尖叫一声，昏倒不省人事，四肢抽搐，口吐白沫，两眼上吊，二便失禁，20 分钟后清醒，一如常人，对发病过程不知。舌淡，苔白腻，脉滑。

107. 首先考虑的诊断是

A. 厥证

B. 郁证

C. 癫狂

D. 痉证

E. 痫病

108. 治疗应选取的经穴是

A. 督脉、手厥阴、足少阴经穴

B. 督脉、手足厥阴、手少阴经穴

C. 督脉、手厥阴经穴

D. 任脉、手足厥阴经穴

E. 督脉、手少阴经穴

109. 治疗应选取的主穴是

A. 印堂、鸠尾、间使、太冲、丰隆、腰奇

B. 水沟、百会、后溪、内关、涌泉

C. 百会、印堂、水沟、内关、神门、太冲

D. 百会、安眠、神门、三阴交、照海、申脉

E. 百会、印堂、四神聪、内关、太溪、悬钟

（110～112 题共用题干）

患者，女，34 岁。上气咳逆阵作，咳时面赤，常感痰滞咽喉，咳之难出，量少质黏，咳引胸胁胀痛，咽干口苦。症状可随情绪波

动而增减。舌红，舌苔薄黄少津，脉弦数。

110. 其辨证是
A. 肝火灼肺证
B. 风热犯肺证
C. 风寒袭肺证
D. 肺阴亏虚证
E. 痰湿阻肺证

111. 治疗应选取的主穴是
A. 列缺、合谷、风池、大椎、太阳
B. 肺俞、太渊、三阴交
C. 肺俞、列缺、合谷
D. 列缺、尺泽、肺俞、中府、定喘
E. 肺俞、膏肓、肾俞、太渊、太溪、足三里、定喘

112. 治疗除主穴外，还应选取的配穴是
A. 膏肓、孔最
B. 丰隆、阴陵泉
C. 风门、太渊
D. 大椎、曲池
E. 行间、鱼际

(113 ~ 115 题共用题干)

患者，女，49 岁。月经紊乱 6 个月，伴有烘热汗出，头晕，耳鸣，心烦易怒，腰膝酸软，口干，小便黄。舌红，苔少，脉数。

113. 其辨证是
A. 肾阳虚证
B. 肾阴虚证
C. 痰气郁结证
D. 肝阳上亢证
E. 肾气亏损证

114. 治疗应选取的主穴是
A. 关元、三阴交、隐白
B. 关元、足三里、三阴交
C. 气海、三阴交、肾俞、足三里
D. 带脉、中极、百环俞、三阴交
E. 肾俞、肝俞、太溪、气海、三阴交

115. 治疗应选取的配穴是
A. 中脘、丰隆
B. 风池、太冲
C. 照海、阴谷
D. 关元、命门
E. 太溪、肾俞

(116 ~ 118 题共用题干)

患者，女，40 岁。牙痛 2 日，齿龈红肿，口臭，口渴，便秘。舌红，苔黄燥，脉洪数。

116. 治疗应选取的经穴是
A. 手、足阳明经穴
B. 局部穴及手、足少阳经穴
C. 局部穴及足少阴经穴
D. 手阳明、足厥阴经穴
E. 手太阴、手阳明经穴

117. 治疗应选取的主穴是
A. 听会、翳风、中渚、侠溪
B. 合谷、颊车、下关
C. 少商、合谷、尺泽、关冲
D. 太阳、风池、合谷、太冲
E. 太溪、照海、列缺、鱼际

118. 治疗除主穴外，还应选取的配穴是
A. 行间、丘墟
B. 外关、风池
C. 内庭、二间
D. 内庭、鱼际
E. 太溪、行间

B_1 型选择题

答题说明

以下提供若干组考题，每组考题共用在考题前列出的 A、B、C、D、E 五个备选答案。请从中选择一个与问题关系最密切的答案。每个备选答案可能被选择一次、多次或不被选择。

（119～120 题共用备选答案）

A. 喘急胸闷，伴有咳嗽
B. 喘急气促，伴有鼻翼扇动
C. 喘咳痰多而黏，咳出不爽
D. 喘促，呼多吸少，动则更甚
E. 喘促短气，言语无力

119. 痰浊阻肺型喘证的临床表现是
120. 肺虚喘证的临床表现是

（121～122 题共用备选答案）

A. 桑杏汤
B. 杏苏散
C. 沙参麦冬汤
D. 麦门冬汤
E. 百合固金汤

121. 咳嗽喉痒，痰中带血，口干鼻燥，或身热，舌红少津苔薄黄，脉数。治疗应首选
122. 咳嗽痰少，痰中带血或反复咯血，血色鲜红，口干咽燥，颧红，潮热盗汗，舌质红，脉细数。治疗应首选

（123～124 题共用备选答案）

A. 咳吐涎沫，咽干，下利泄泻，形寒肢凉
B. 咳吐涎沫，短气，呼多吸少，动辄尤甚
C. 咳吐黏稠涎沫，口渴咽燥，午后潮热，皮毛干枯
D. 咳吐涎沫，神疲体弱，气短懒言，唇面发绀
E. 咳吐清稀涎沫，形寒，小便频数或遗尿

123. 肺痿虚寒证的特点是
124. 肺痿虚热证的特点是

（125～126 题共用备选答案）

A. 遍体水肿，皮肤绷急光亮
B. 面浮身肿，腰以下甚，按之凹陷不起
C. 全身水肿，下肢明显，按之没指
D. 身发疮痍，眼睑水肿
E. 初起眼睑水肿，继则四肢及全身皆肿

125. 水肿风水相搏证的水肿特点是
126. 水肿湿热壅盛证的水肿特点是

（127～128 题共用备选答案）

A. 心胸隐痛，痛无定处
B. 胸闷如窒，心痛轻微
C. 心胸闷重，心痛轻微
D. 心痛如刺，痛有定处
E. 心胸灼痛，时作时止

127. 痰浊痹阻型胸痹心痛的特点是
128. 瘀血闭阻型胸痹心痛的特点是

（129～130 题共用备选答案）

A. 清热解表，和解祛邪

B. 和解表里，温阳达邪
C. 祛邪截疟，和解表里
D. 解毒除瘴，清热保津
E. 解毒除瘴，芳化湿浊

129. 正疟的治疗方法是
130. 寒疟的治疗方法是

（131～132 题共用备选答案）
A. 茵陈蒿汤
B. 大柴胡汤
C. 茵陈术附汤
D. 黄芪建中汤
E. 茵陈五苓散

131. 治疗黄疸（阴黄）脾虚湿滞证，应首选的方剂是
132. 治疗黄疸（阳黄）胆腑郁热证，应首选的方剂是

（133～134 题共用备选答案）
A. 补阳还五汤
B. 血府逐瘀汤
C. 天麻钩藤饮
D. 地黄饮
E. 牵正散

133. 治疗中风半身不遂肝阳上亢，脉络瘀阻证，应首选的方剂是
134. 治疗中风口眼歪斜，应首选的方剂是

（135～136 题共用备选答案）
A. 葛根芩连汤
B. 藿香正气散
C. 痛泻要方
D. 芍药汤
E. 柴胡疏肝散

135. 治疗湿热泄泻的方剂是
136. 治疗肝郁泄泻的方剂是

（137～138 题共用备选答案）
A. 头晕胀痛，遇烦劳郁怒而加重
B. 眩晕动则加剧，劳累即发
C. 眩晕日久不愈，腰酸膝软
D. 头重昏蒙，伴有视物旋转
E. 头痛如刺

137. 眩晕痰湿中阻证的临床特点是
138. 眩晕气血亏虚证的临床特点是

（139～140 题共用备选答案）
A. 温脾汤
B. 五仁丸
C. 麻子仁丸
D. 增液汤
E. 大承气汤

139. 张仲景用治脾约的方剂是
140. 治疗冷秘的方剂是

（141～142 题共用备选答案）
A. 疼痛，关节游走不定
B. 痛有定处，遇寒加重
C. 关节酸痛，重着
D. 关节灼热，疼痛
E. 关节僵硬，疼痛不移

141. 痹证着痹的主症特点是
142. 痹证行痹的主症特点是

（143～144 题共用备选答案）
A. 商丘
B. 丘墟
C. 照海
D. 申脉
E. 然谷

143. 在踝区，外踝尖直下，外踝下缘与跟骨之间凹陷中的腧穴是
144. 在踝区，内踝尖下 1 寸，内踝下缘边际凹陷中的腧穴是

（145 ~ 146 题共用备选答案）

A. 足阳明、足厥阴经

B. 足太阴、足太阳经

C. 手阳明、足阳明经

D. 手阳明、足太阴经

E. 局部阿是穴、相应夹脊穴

145. 针灸治疗瘾疹，应主选

146. 针灸治疗蛇串疮，应主选

（147 ~ 148 题共用备选答案）

A. 闪罐法

B. 留罐法

C. 走罐法

D. 刺血拔罐法

E. 留针拔罐法

147. 治疗丹毒、扭伤常选用

148. 治疗局部皮肤麻木或功能减退常选用

（149 ~ 150 题共用备选答案）

A. 针下得气后，捻转角度小，用力轻，频率慢

B. 针下得气后，捻转角度大，用力重，频率快

C. 进针时针尖迎着经脉循行来的方向刺入

D. 进针时针尖随着经脉循行去的方向刺入

E. 出针时摇大针孔而不按压

149. 属于捻转补法操作的是

150. 属于迎随泻法操作的是

第三单元参考答案

1. B	2. B	3. E	4. A	5. B	6. C	7. E	8. D	9. C	10. B
11. C	12. E	13. B	14. B	15. D	16. D	17. B	18. A	19. A	20. A
21. B	22. A	23. B	24. C	25. C	26. C	27. D	28. B	29. B	30. B
31. B	32. E	33. D	34. E	35. C	36. B	37. D	38. D	39. E	40. B
41. C	42. A	43. C	44. E	45. D	46. D	47. E	48. C	49. C	50. C
51. B	52. C	53. D	54. E	55. B	56. E	57. D	58. D	59. A	60. C
61. B	62. C	63. B	64. A	65. B	66. D	67. C	68. E	69. E	70. B
71. D	72. C	73. C	74. C	75. A	76. A	77. E	78. B	79. D	80. D
81. C	82. A	83. C	84. B	85. A	86. C	87. A	88. C	89. C	90. D
91. C	92. B	93. A	94. A	95. C	96. B	97. D	98. E	99. B	100. C
101. A	102. E	103. C	104. B	105. D	106. A	107. E	108. C	109. B	110. A
111. B	112. E	113. B	114. E	115. C	116. A	117. B	118. C	119. C	120. E
121. A	122. C	123. E	124. C	125. E	126. A	127. C	128. D	129. C	130. B
131. D	132. B	133. C	134. E	135. A	136. C	137. D	138. B	139. C	140. A
141. C	142. A	143. D	144. C	145. D	146. E	147. D	148. A	149. A	150. C

140-4

2024全国中医执业医师资格考试模拟试卷（二）

（医学综合笔试部分）

第四单元

考试日期：20××年×月×日
考试时间：13：30～15：30

考生姓名：________
准考证号：________
考 场 号：________

中国协和医科大学出版社
北 京

A_1 型选择题

答题说明

每一道考题下面有 A、B、C、D、E 五个备选答案，请从中选择一个最佳答案。

1. 治疗红肿热痛明显的阳证疮疡，应首选
   A. 冲和膏
   B. 回阳玉龙膏
   C. 玉露膏
   D. 生肌玉红膏
   E. 疯油膏

2. 溃疡脓腐已尽，新肉已生，但皮肉一时不能粘合者，治疗应选用
   A. 结扎法
   B. 箍围法
   C. 引流法
   D. 垫棉法
   E. 针灸法

3. 疮疡三陷证中，火陷证的治法是
   A. 凉血清热解毒，养阴清心开窍
   B. 补益气血，清心安神开窍
   C. 温补脾肾，清心开窍
   D. 托毒透邪，养阴清心开窍
   E. 生津养胃，清心解毒

4. 虎须疔生于
   A. 人中两旁
   B. 口角
   C. 两唇内里
   D. 颏部
   E. 眉心

5. 下列疾病最易损坏筋膜的是
   A. 蛇眼疔
   B. 蛇头疔
   C. 红丝疔
   D. 锁口疔
   E. 蛇肚疔

6. 由疖、疔引起的流注一般称为
   A. 暑湿流注
   B. 髂窝流注
   C. 余毒流注
   D. 瘀血流注
   E. 湿痰流注

7. 治疗颈痈初起，应选用的方剂是
   A. 牛蒡解肌汤
   B. 黄连解毒汤
   C. 仙方活命饮
   D. 普济消毒饮
   E. 五味消毒饮

8. 颜面部疔疮和疖的鉴别要点是
   A. 脓的形质
   B. 皮肤颜色
   C. 根脚深浅
   D. 起病速度
   E. 发热程度

9. 下列疔疮最易发生走黄的是
   A. 颧疔
   B. 蛇眼疔
   C. 蛇头疔
   D. 蛇腹疔

E. 托盘疗

10. 下列各项中，不属于瘿病病机的是
A. 气滞
B. 血瘀
C. 痰凝
D. 血虚风燥
E. 痰火郁结

11. 下列临床诊断乳腺癌的依据应除外
A. 乳房内肿块，坚硬，高低不平
B. 乳房内肿块，乳头回缩或抬高
C. 乳房内肿块，乳房皮肤呈橘皮样改变
D. 乳房内肿块，伴有同侧腋窝淋巴结肿大
E. 乳头有溢液或溢血

12. 好发于儿童的癣是
A. 白癣、手癣
B. 黄癣、白癣
C. 体癣、花斑癣
D. 足癣、花斑癣
E. 黄癣、体癣

13. 发于颈部及耳之前后的岩肿，属于
A. 石瘿
B. 瘰疬
C. 流痰
D. 失荣
E. 肉瘤

14. 子门是指
A. 外阴
B. 阴道口
C. 阴道
D. 宫颈口
E. 子宫

15. 月经先期阴虚血热证的经血特点是
A. 色淡红，质清稀
B. 色深红，质稠
C. 色淡暗，质清稀
D. 色红，质黏稠
E. 色深红，有血块

16. 治疗月经后期实寒证，应首选的方剂是
A. 少腹逐瘀汤
B. 温经汤（《妇人大全良方》）
C. 乌药汤
D. 艾附暖宫丸
E. 温经汤（《金匮要略》）

17. 治疗月经过多血瘀证，应首选的方剂是
A. 失笑散加味
B. 少腹逐瘀汤
C. 逐瘀止血汤
D. 桃红四物汤
E. 血府逐瘀汤

18. 月经后期虚寒证的经血特点是
A. 色红，质黏稠
B. 色淡，质黏
C. 色淡暗，质清稀
D. 色淡红，质清稀
E. 色暗红，有血块

19. 治疗痛经肾气亏损证，应首选的方剂是
A. 二仙汤
B. 肾气丸
C. 归肾丸
D. 调肝汤
E. 右归丸

20. 治疗妊娠恶阻肝胃不和证，应首选的方剂是
A. 参苓白术散

B. 香砂六君子汤
C. 小半夏加茯苓汤
D. 橘皮竹茹汤
E. 人参养荣汤

21. 妊娠期阴道少量流血，时下时止而无腰酸腹痛者，应诊断为
A. 堕胎
B. 胎漏
C. 胎动不安
D. 小产
E. 滑胎

22. 左归丸治疗带下过少的适应证候是
A. 血枯瘀阻证
B. 血枯风燥证
C. 气虚血瘀证
D. 肾阴虚证
E. 肝肾亏损证

23. 治疗产后小便不通气虚证，应首选的方剂是
A. 济生肾气丸
B. 加味四物汤
C. 化阴煎
D. 补中益气汤
E. 沉香散

24. 下列各项中，属于经行乳房胀痛常见病因的是
A. 气血虚弱
B. 阴虚血热
C. 肝肾亏损
D. 肾气亏损
E. 湿热阻滞

25. 治疗经行泄泻脾虚证，应首选的方剂是
A. 补中益气汤
B. 香砂六君子汤
C. 人参养营汤
D. 参苓白术散
E. 健固汤合四神丸

26. 治疗绝经前后诸证肾阳虚证，应首选的方剂是
A. 左归丸
B. 二仙汤
C. 右归丸
D. 金匮肾气丸
E. 肾气丸

27. 按公式计算，4 个月婴儿的正常体重是
A. 5. 0kg
B. 6. 5kg
C. 6. 8kg
D. 7. 0kg
E. 7. 2kg

28. 小儿腹痛的主要病机是
A. 脾胃虚弱，纳化无权
B. 脾失健运，乳食不化
C. 暑湿内伤，脾为湿困
D. 脾胃不和，纳化失职
E. 气机不畅，气血运行受阻

29. 小儿营养不良是指体重低于正常均值的
A. 60%
B. 70%
C. 85%
D. 95%
E. 90%

30. 新生儿牙龈上有白色斑点和斑块是
A. 马牙
B. 乳牙
C. 口疮

D. 丹痧
E. 鹅口疮

31. 寐时眼睑张开而不闭之露睛，多是
A. 元气虚惫
B. 气血两虚
C. 肾精不足
D. 脾虚气弱
E. 肝风内动

32. 低热出疹，分布稀疏，色泽淡红，出没较快的疾病是
A. 麻疹
B. 风痧
C. 奶麻
D. 丹痧
E. 瘾疹

33. 小儿察指纹的临床意义不包括
A. 红紫辨寒热
B. 浮沉分表里
C. 三关测轻重
D. 淡滞定虚实
E. 深浅划缓急

34. 尿频湿热下注证的治法是
A. 清热利湿，通利膀胱
B. 清热泻火，固涩小便
C. 健脾利湿，升提固摄
D. 滋阴补肾，清热降火
E. 利湿通淋，清肝泻火

35. 小儿感冒后容易出现咳嗽加剧，喉间痰鸣的症状，其病机是
A. 脾常不足
B. 肺常不足
C. 肝常有余
D. 肾常不足
E. 心常有余

36. 小儿咳嗽的主要内因是
A. 肺脾虚弱
B. 肝肾阴虚
C. 肺肾两虚
D. 肝脾不和
E. 心脾两虚

37. 治疗鹅口疮心脾积热证，应首选的方剂是
A. 凉膈散
B. 泻黄散
C. 清热泻脾散
D. 泻心导赤散
E. 知柏地黄丸

38. 下列各项中，不属于五迟的是
A. 坐迟
B. 立迟
C. 行迟
D. 齿迟
E. 语迟

39. 麻疹的基本治疗原则是
A. 辛温解表
B. 清热解毒
C. 益气透表
D. 温肺化痰
E. 辛凉透疹

40. 患儿，男，7 岁。多动难静，急躁易怒，冲动任性，难以自控；神思涣散，注意力不集中，难以静坐；或有记忆力欠佳、学习成绩低下，或有遗尿、腰酸乏力，或有五心烦热、盗汗、大便秘结，

舌质红，舌苔薄，脉细弦。治疗应首选的方剂是
A. 左归丸
B. 六味地黄丸
C. 知柏地黄丸
D. 杞菊地黄丸
E. 黄连温胆汤

41. 患者，男，30 岁。右手手掌红肿热痛，整个手掌肿胀高突，掌心失去正常的凹陷，手背肿势明显，疼痛剧烈，红肿蔓延到手臂，伴有发热、头痛。其诊断是
A. 蛇头疔
B. 蛇眼疔
C. 蛇肚疔
D. 托盘疔
E. 红丝疔

42. 患者，女，20 岁。月经淋漓 20 日不止，色淡红，质清稀，面色晦暗，头晕耳鸣，腰腿酸软，倦怠乏力，舌淡暗，苔白润，脉沉弱。治疗应首选的方剂是
A. 八珍汤
B. 归脾汤
C. 加减苁蓉菟丝子丸
D. 右归丸
E. 加减一阴煎

43. 患儿，男，10 岁。平素面黄体瘦，脾气乖戾，近 6 个月来时有皱眉眨眼，嘴角抽动，喉中发出声响，精神不振，胸闷食少，舌质淡，苔白腻，脉沉滑。其辨证是
A. 气郁化火
B. 脾虚痰聚
C. 阴虚风动
D. 脾虚肝旺
E. 风痰内蕴

44. 患者，女，28 岁。产后乳房胀痛，位于乳房外上方，皮肤焮红，肿块形似鸡卵，压痛明显，按之中软，有波动感，伴有壮热口渴。切开引流的部位及切口是
A. 循乳络方向做放射状切口
B. 乳晕旁做弧形切口
C. 脓处做任意切口
D. 以乳头为中心做弧形切口
E. 脓肿波动明显处做切口

45. 患者，女，28 岁。产后恶露过期 3 个月未止，量时少或时多，色暗有块，小腹疼痛拒按，舌紫暗或边有瘀点，脉沉涩。治疗应首选的方剂是
A. 清热固经汤
B. 生化汤加益母草、炒蒲黄
C. 清热调血汤
D. 清经散
E. 牡丹散

46. 患者，男，46 岁。稍劳后尿道即有白浊溢出，伴有头晕，精神不振，腰膝酸软，阳痿，早泄，舌淡胖苔白，脉沉细。实验室检查：前列腺液卵磷脂小体明显减少。其治法是
A. 活血散瘀
B. 补肾滋阴
C. 温肾固精
D. 温补脾肾
E. 补中益气

47. 患者，男，35 岁。有 15 年吸烟史，出现右下肢麻木、发凉、间歇性跛行 8 年。随着病情发展，出现持续性疼痛，夜间尤为剧烈，下肢肌肉萎缩，足背动脉搏动消失。诊断为血栓闭塞性脉管炎营养障碍期。该患者与下肢动脉硬化性

闭塞患者鉴别诊断的主要依据是
A. 间歇性跛行
B. 较长的吸烟史
C. 患者发病时年轻，病程长
D. 静息痛，夜间尤为剧烈
E. 足背动脉搏动消失

48. 患者，女，19 岁。月经不调，周期45～50日，经血量少，色暗有块，小腹冷痛，得热减轻，畏寒肢冷，舌暗苔白，脉紧。其诊断是
A. 血寒型虚寒性月经后期
B. 血寒型实寒性月经后期
C. 实寒型痛经
D. 虚寒型痛经
E. 肾阳虚型月经过少

49. 患者，女，52 岁。50 岁绝经。近日经水复来，血量较多，色淡质稀，小腹空坠，神疲乏力，气短懒言，面色㿠白，舌淡红，苔薄白，脉缓弱。治疗应首选的方剂是
A. 补中益气汤
B. 举元煎
C. 安老汤
D. 四君子汤
E. 陈夏六君子汤

50. 患儿，男，7 岁。发热 1 日，恶寒，无汗，头痛，鼻塞，流清涕，打喷嚏，咳嗽，口不渴，咽不红，舌苔薄白，脉浮紧。其证候是
A. 风寒感冒
B. 风热感冒
C. 暑邪感冒
D. 感冒夹滞
E. 感冒夹痰

51. 患儿，男，1 岁。面色时青时赤，频作惊惕，甚则惊厥，喜投母怀，大便色青，脉律不整，指纹紫滞。治疗应首选的方剂是
A. 菖蒲丸
B. 定魄丸
C. 磁朱丸
D. 远志丸
E. 琥王白抱龙丸

A_2 型选择题

答 题 说 明

每一道考题是以一个小案例出现的，其下面都有 A、B、C、D、E 五个备选答案。请从中选择一个最佳答案。

52. 患者，男，31 岁。颈后疮形高肿，色红，多个脓头，焮热剧痛，伴有发热，口渴，尿赤，舌红苔黄，脉数有力。治疗原则应首选
A. 清热利湿，和营消肿
B. 散风清热，化痰消肿
C. 清热解毒，和营消肿
D. 清热泻火，和营托毒
E. 清热解毒

53. 患者，男，37 岁。右侧大腿突然拘挛不适，步履跛行，伴有恶寒，发热，纳呆倦怠，患侧大腿略内收，不能伸直，妨碍行走。其诊断是
A. 环跳疽
B. 流痰
C. 流注
D. 历节风
E. 附骨疽

54. 患者，女，50 岁。面部出现小结节，红肿热痛，逐渐肿大并隆起，出现脓栓。其诊断是
A. 疖
B. 痈
C. 疽
D. 丹毒
E. 瘰核

55. 患者，男，26 岁，工人。右手指头肿胀、疼痛 7 日，呈蛇头状肿，皮色焮红，疼痛剧烈，手指下垂时加重，伴有恶寒、发热、头痛。透光试验见指头腹侧有一豆状黑色点。诊断为蛇头疔，外治宜选用
A. 金黄膏外敷
B. 鲜猪胆汁外敷
C. 10% 黄柏液湿敷
D. 切开引流
E. 白玉膏外敷

56. 患儿，男，12 岁。前额部出现红肿结块，约 2cm×2cm 大小，中央有脓头未溃，疼痛拒按，伴有口渴，便秘，尿短赤，舌苔黄腻，脉滑数。治疗应首选的方剂是
A. 五味消毒饮
B. 仙方活命饮
C. 清暑汤
D. 防风通圣散
E. 黄连解毒汤

57. 患者，女，39 岁。甲状腺肿大 20 年，呈漫肿，无疼痛，随喜怒而消长。属于中医范畴的
A. 石瘿
B. 肉瘿
C. 瘿痈
D. 气瘿
E. 失荣

58. 患者，男，27 岁。结喉两侧局部见肿块，疼痛明显，常牵扯颌下、耳后或枕部，拒按，伴有恶寒、发热、头痛、口渴、咽干，舌红苔薄黄，脉浮数。治疗应首选的方剂是
A. 牛蒡解肌汤
B. 柴胡疏肝散
C. 四海舒郁丸
D. 海藻玉壶汤
E. 逍遥散

59. 患者，男，78 岁。全身皮肤瘙痒，以夜间为甚。查体：皮肤较干燥，躯干四肢抓痕累累，伴有头晕眼花，失眠多梦，舌淡，苔薄白，脉细。治法宜选用
A. 疏风清热凉血
B. 清热利湿止痒
C. 凉血清热润燥
D. 养血润燥祛风
E. 活血化瘀祛风

60. 患者，男，35 岁。肛旁肿痛 3 日，持续加剧，伴有恶寒、发热、便秘、溲赤，肛周红肿，质硬，触痛明显，舌红，苔

薄黄，脉数。其诊断是
A. 血栓性外痔
B. 肛裂
C. 肛周脓肿
D. 混合痔
E. 肛窦炎

61. 患者，男，60岁，退休教师。小腿青筋怒张、迂曲20余年，久站久行或劳累时青筋迂曲加重，伴有下坠不适感，平素气短乏力，食少腹胀，舌淡、苔白，脉缓而无力。辨证用方宜选
A. 萆薢渗湿汤加减
B. 暖肝煎加减
C. 补中益气汤加减
D. 四妙勇安汤加减
E. 四物汤加减

62. 患者，女，36岁。月经先期，量多，经色深红，质稠，伴有心烦，面红口干，小便短黄，大便燥结，舌质红，苔黄，脉数。其证候是
A. 脾气虚证
B. 肾气虚证
C. 阳盛血热证
D. 肝郁血热证
E. 阴虚血热证

63. 患者，女，29岁。月经先后无定期，量少，色暗有块，乳房、少腹胀痛，脘闷不舒，时叹息，嗳气食少，苔薄白，脉弦。其证候是
A. 气滞证
B. 肾虚证
C. 脾虚证
D. 肝郁肾虚证
E. 气滞血瘀证

64. 患者，女，32岁。经期吐血、衄血，色暗红，月经先期量少；平素头晕耳鸣，手足心热，两颧潮红，潮热咳嗽，咽干口渴；舌红，苔花剥，脉细数。治疗应首选的方剂是
A. 顺经汤
B. 滋水清肝饮
C. 清肝引经汤
D. 补中益气汤
E. 龙胆泻肝汤

65. 患者，女，35岁。经期或经后头痛，头晕目眩，口苦咽干，烦躁易怒，腰酸腿软，手足心热，经量少，色鲜红，舌红，苔少，脉细数。治疗应首选的方剂是
A. 逍遥散
B. 八珍汤
C. 一贯煎
D. 通窍活血汤
E. 羚角钩藤汤

66. 患者，女，18岁。经常经期提前1周，量多，经色紫红，质稠有块，经前乳房、胸胁、少腹胀痛，烦躁易怒，舌红，苔黄，脉弦数。其证候是
A. 肝郁血热证
B. 阳盛血热证
C. 阴虚血热证
D. 肾气虚证
E. 脾气虚证

67. 患者，女，30岁。月经停闭数月，小腹冷痛拒按，得热则痛缓，形寒肢冷，面色青白，舌紫暗，苔白，脉沉紧。治疗应首选的方剂是
A. 人参滋血汤

B. 温经汤（《妇人大全良方》）
C. 参芪四物汤
D. 参苓白术散
E. 举元煎

68. 患者，女，32 岁。经期小腹隐痛，喜温喜按，阴部空坠不适，经血量少，色淡质清，面色少华，神疲乏力，舌质淡，苔薄，脉细无力。治疗应首选的方剂是
A. 四物汤
B. 圣愈汤
C. 归脾汤
D. 举元煎
E. 补中益气汤

69. 患者，女，28 岁。经后乳房胀痛，乳房按之柔软无块，月经量少，色淡，两目干涩，咽干口燥，五心烦热，舌红，少苔，脉细数。治疗应首选的方剂是
A. 一贯煎
B. 六味地黄丸
C. 左归丸
D. 沙参麦冬汤
E. 二至丸

70. 患者，女，33 岁。每逢经前头痛剧烈，痛如锥刺，经色紫暗有块，伴有小腹疼痛，拒按，胸闷不舒，舌暗有瘀点，脉细涩。治疗应首选的方剂是
A. 少腹逐瘀汤
B. 血府逐瘀汤
C. 小活络丹
D. 通窍活血汤
E. 芎归胶艾汤

71. 患者，女，40 岁。经行时肢体疼痛麻木，肢软乏力，月经量少，色淡，质薄，面色无华，舌质淡红，苔白，脉细弱。治疗应首选的方剂是
A. 少腹逐瘀汤
B. 血府逐瘀汤
C. 当归补血汤
D. 通窍活血汤
E. 芎归胶艾汤

72. 患儿，男，6 岁。寒战，发热，头痛，身痛，无汗，流清涕，打喷嚏，咳嗽，喉痒，咽不红，舌苔薄白，脉浮紧。治疗应首选的方剂是
A. 新加香薷饮
B. 荆防败毒散
C. 杏苏散
D. 桑菊饮
E. 葱豉汤

73. 患儿，男，1 岁 2 个月。近日不思乳食，嗳腐酸馊，脘腹胀满疼痛，大便酸臭，烦躁啼哭，夜眠不安，手足心热，舌质红，苔黄厚腻，指纹紫滞。治疗应首选的方剂是
A. 保和丸
B. 消乳丸
C. 健脾丸
D. 八珍汤
E. 肥儿丸

74. 患儿，男，10 岁。身形消瘦，上课注意力不能集中，多动而不暴躁，言语冒失，做事有头无尾，睡眠不实，记忆力差，伴有自汗，盗汗，偏食纳少，面色无华，舌质淡，苔薄白，脉虚弱。治疗应首选的方剂是
A. 八珍汤

B. 二陈汤合黄连温胆汤
C. 杞菊地黄丸
D. 孔圣枕中丹
E. 归脾汤合甘麦大枣汤

75. 患儿，女，4 岁。全身明显水肿，频咳，气急，胸闷，心悸，不能平卧，烦躁不宁，面色苍白，唇指青紫，舌质暗红，舌苔白腻，脉沉细无力。治疗应首选的方剂是
A. 龙胆泻肝汤合羚角钩藤汤
B. 五味消毒饮合小蓟饮子
C. 己椒苈黄丸合参附汤
D. 玉枢丹合小蓟饮子
E. 参附龙牡救逆汤合小蓟饮子

76. 患儿，男，2 岁。经常在入睡后出汗，有时白天也汗出较多，形体消瘦，精神倦怠，心烦少寐，时有低热、口干、手足心灼热，哭声无力，口唇淡红，舌质淡，可见花剥苔，脉细弱。治疗应首选的方剂是
A. 黄芪桂枝五物汤
B. 生脉散
C. 归脾汤
D. 牡蛎散
E. 玉屏风散

77. 患儿，女，8 岁。腹痛绵绵，时作时止，痛处喜按，得温则舒，面白少华，精神倦怠，手足清冷，食后腹胀，大便稀溏，舌淡苔白，脉沉缓。其证候是
A. 乳食积滞
B. 脾胃虚寒
C. 腹部中寒
D. 气滞血瘀
E. 气血不足

78. 患儿，女，18 个月。近 3 个月来不思进食，大便偏稀，形体略瘦，精神稍差，面色萎黄，肢倦乏力，唇舌色淡，苔薄白，指纹淡红。血常规检查：血红蛋白 100g/L，红细胞计数 3.8×10^{12}/L，白细胞计数 9.5×10^{9}/L，平均红细胞血红蛋白浓度 29%，平均红细胞体积 76fl。其证候是
A. 肝肾阴虚
B. 心脾两虚
C. 气血亏虚
D. 脾肾阳虚
E. 脾胃虚弱

79. 患儿，男，6 个月。近期夜间啼哭，时哭时止，睡喜蜷曲，四肢欠温，吮乳无力，胃纳欠佳，大便溏，舌苔薄白，指纹淡红。其证候是
A. 心经积热
B. 脾寒气滞
C. 肝胃不和
D. 惊恐伤神
E. 气血不足

80. 患儿，男，8 岁。患心肌炎 2 年，症见神疲乏力，畏寒肢冷，面色苍白，头晕多汗，舌质淡胖，脉缓无力。治疗应首选的方剂是
A. 银翘散
B. 失笑散
C. 生脉散
D. 葛根芩连汤
E. 桂枝甘草龙骨牡蛎汤

81. 患儿，女，4 岁。发热、咳嗽 3 日。症见发热恶风，头痛有汗，鼻塞，流浊涕，咳嗽，气促，咽红肿，喉核红肿，

纳呆，舌质红，苔薄黄，脉浮数。治疗应首选的方剂是

A. 华盖散

B. 麻杏石甘汤

C. 人参五味子汤

D. 黄连解毒汤合麻杏石甘汤

E. 麻杏石甘汤合葶苈大枣泻肺汤

A_3 型选择题

答 题 说 明

以下提供若干个案例，每个案例下设三道考题。请根据题干所提供的信息，在每一道考题下面的 A、B、C、D、E 五个备选答案中选择一个最佳答案。

(82～84 题共用题干)

患者，女，27 岁，产后 1 个月余。突然出现左乳肿块红肿、疼痛，乳汁排出不畅，伴有发热，体温最高达 39.5℃。查体：左乳外侧红肿，范围约 6cm×6cm×4cm 大小，表面皮薄光亮，中心区变软，按之应指，局部皮温高，压痛明显。舌质红，苔黄腻，脉洪数。血常规检查白细胞计数 14×10^9/L。

82. 其诊断是

A. 乳痈

B. 粉刺性乳痈

C. 乳岩

D. 乳核

E. 乳漏

83. 其辨证是

A. 气滞热壅证

B. 肝郁痰凝证

C. 正虚毒恋证

D. 热毒炽盛证

E. 血瘀痰凝证

84. 治疗应首选的方剂是

A. 逍遥散合桃红四物汤

B. 透脓散

C. 逍遥蒌贝散

D. 瓜蒌牛蒡汤

E. 托里消毒散

(85～87 题共用题干)

患者，男，25 岁。左侧小腿内侧出现一条细红丝，迅速向躯干方向走窜。查体：腹股沟淋巴结肿大。

85. 首先考虑的诊断是

A. 蛇头疔

B. 蛇肚疔

C. 蛇眼疔

D. 红丝疔

E. 托盘疔

86. 治疗应首选的方剂是

A. 仙方活命饮

B. 五味消毒饮

C. 犀角地黄汤

D. 黄连解毒汤

E. 牛蒡解肌汤

87. 挑刺疗法的操作要点为

A. 沿红线两头针刺出血

B. 梅花针沿红线打刺，微微出血
C. 用三棱针从中挑断红线，微微出血
D. 按 B 选项方法，并加神灯照法
E. 用三棱针沿红线寸寸挑断，并令微微出血

(88 ~ 90 题共用题干)

患者，男，70 岁。进行性排尿困难 2 年。症见精神不振，面色无华，畏寒喜暖，夜尿每日 3 ~ 4 次。舌质淡润，苔薄白，脉沉细。

88. 最可能的诊断是
A. 尿石症
B. 精浊
C. 精癃
D. 阴茎痰核
E. 子痰

89. 其治法是
A. 温补肾阳，通窍利尿
B. 活血祛瘀，行气止痛
C. 温阳通脉，化痰散结
D. 补脾益气，温肾利尿
E. 清热利湿，消癃通闭

90. 治疗应首选的方剂是
A. 八正散
B. 前列腺汤
C. 补中益气汤
D. 济生肾气丸
E. 阳和汤

(91 ~ 93 题共用题干)

患者，女，30 岁，已婚。平素月经周期尚可，月经量少、色暗质稀，2 日即净，时常头晕眼花，耳鸣，精神不振，伴有腰酸乏力，足跟痛，夜尿多，舌淡，脉沉弱。

91. 其诊断是
A. 月经先后无定期
B. 绝经前后诸证
C. 月经后期
D. 月经过多
E. 月经过少

92. 其治法是
A. 益气养阴调经
B. 活血化瘀调经
C. 化瘀燥湿调经
D. 补肾益精，养血调经
E. 养血益气调经

93. 治疗应首选的方剂是
A. 二陈加芎归汤
B. 滋血汤
C. 归肾汤
D. 桃红四物汤
E. 苍附导痰丸

(94 ~ 96 题共用题干)

患者，女，28 岁，已婚。月经提前，色深红，质黏稠，量较多，心烦，口干，小便短黄，大便秘结，舌质红，苔黄，脉滑数。

94. 其诊断是
A. 月经先期
B. 月经过多
C. 经行发热
D. 经行感冒
E. 经间期出血

95. 其证型是
A. 阴虚血热证
B. 阳盛血热证
C. 肝郁血热证
D. 肾气虚证
E. 脾气虚证

96. 治疗应首选的方剂是

A. 两地汤
B. 丹栀逍遥散
C. 清经散
D. 固阴煎
E. 补中益气汤

(97～99 题共用题干)

患者，女，36 岁。外阴部痒痛 1 周，伴有带下量多，色黄如脓，有臭味，心烦易怒，胸闷不适，厌食，小便黄赤，舌体胖大，舌红，苔黄腻，脉弦滑。

97. 其辨证是
A. 热毒蕴结证
B. 肝肾阴虚证
C. 肝经湿热证
D. 阴虚夹湿证
E. 阴虚内热证

98. 其治法是
A. 清热解毒，化湿止痒
B. 行气祛湿止带
C. 滋阴降火止带
D. 清热利湿，杀虫止痒
E. 健脾益气，升阳除湿

99. 治疗应首选的方剂是
A. 二妙散
B. 知柏地黄汤
C. 止带方
D. 五味消毒饮
E. 萆薢渗湿汤

(100～102 题共用题干)

患儿，女，4 岁。咽痛 6 日。喉核肿大暗红，咽干咽痒，日久不愈，干咳少痰，大便干结，小便黄少，舌质红，苔少，脉细数。

100. 其诊断是
A. 反复呼吸道感染
B. 肺炎喘嗽
C. 鹅口疮
D. 乳蛾
E. 口疮

101. 其辨证是
A. 肺胃阴虚证
B. 热毒炽盛证
C. 肺脾阴虚证
D. 虚火上浮证
E. 风热乘脾证

102. 治疗应首选的方剂是
A. 生脉散合沙参麦冬汤
B. 牛蒡甘桔汤
C. 养阴清肺汤
D. 银翘散
E. 知柏地黄丸

(103～105 题共用题干)

患儿，男，3 岁。平时易患感冒，自汗，偶有盗汗，汗出以头部、肩背部明显，动则尤甚，神疲乏力，面色少华，舌淡，苔薄白，脉细弱。

103. 其辨证是
A. 肺卫不固证
B. 营卫失调证
C. 湿热迫蒸证
D. 气阴亏虚证
E. 心脾两虚证

104. 其治法是
A. 养心安神，健脾益气
B. 调和营卫
C. 清热泻脾
D. 益气固表
E. 益气养阴

105. 治疗应首选的方剂是
A. 归脾汤合甘麦大枣汤
B. 黄芪桂枝五物汤
C. 泻黄散
D. 玉屏风散合牡蛎散
E. 生脉散合当归六黄汤

(106~108 题共用题干)

患儿，女，2 岁。突然高热，壮热不解，烦躁口渴，咽喉肿痛，伴有糜烂白腐，皮疹密布，色红如丹，紫如瘀点。疹由颈、胸开始，继而弥漫全身，压之褪色。舌红起刺，舌苔黄糙，脉数有力。

106. 其诊断是
A. 丹痧
B. 奶麻
C. 麻疹
D. 风痧
E. 水痘

107. 其辨证是
A. 邪侵肺卫证
B. 毒炽气营证
C. 疹后阴伤证
D. 邪入肺胃证
E. 邪毒闭肺证

108. 治疗应首选的方剂是
A. 沙参麦冬汤
B. 解肌透痧汤
C. 凉营清气汤
D. 清解透表汤
E. 麻杏石甘汤

B_1 型选择题

答题说明

以下提供若干组考题，每组考题共用在考题前列出的 A、B、C、D、E 五个备选答案。请从中选择一个与问题关系最密切的答案。每个备选答案可能被选择一次、多次或不被选择。

(109~110 题共用备选答案)
A. 挂线法
B. 内治法
C. 手术切除
D. 砭镰法
E. 挑治法

109. 肉瘿早期的治法是
110. 石瘿早期的治法是

(111~112 题共用备选答案)
A. 硫黄软膏
B. 青黛膏
C. 黄连膏
D. 黄柏霜
E. 硼酸水

111. 儿童干性湿疮的外治，应选用
112. 成人慢性湿疮的外治，应选用

(113~114 题共用备选答案)
A. 前列腺增大，中央沟变浅或消失，无压痛
B. 前列腺肿胀、饱满，压痛明显

C. 前列腺缩小，质坚韧，光滑，无压痛
D. 前列腺弹性减弱，表面不光滑，可触及结节
E. 前列腺大小正常，或稍大或稍小，硬度增加或有结节，可有压痛

113. 精浊直肠指诊前列腺的特征是
114. 精癃直肠指诊前列腺的特征是

（115～116 题共用备选答案）
A. 四肢末梢
B. 小腿下部
C. 骶尾部
D. 髋部
E. 脊背部

115. 脱疽好发于
116. 臁疮好发于

（117～118 题共用备选答案）
A. 除湿胃苓汤
B. 龙胆泻肝汤
C. 辛夷清肺饮
D. 桃红四物汤
E. 参苓白术散

117. 蛇串疮气滞血瘀证宜选用
118. 蛇串疮肝经郁热证宜选用

（119～120 题共用备选答案）
A. 毛细血管瘤
B. 皮脂腺囊肿
C. 下肢静脉曲张
D. 脂肪瘤
E. 多发性神经纤维瘤

119. 中医的血瘤，相当于西医的
120. 中医的气瘤，相当于西医的

（121～122 题共用备选答案）
A. 寻常疣
B. 丝状疣
C. 下肢丹毒
D. 息肉
E. 颈部多发性疖肿

121. 适用砭镰法的是
122. 适用挑治法的是

（123～124 题共用备选答案）
A. 五味消毒饮
B. 内补丸
C. 知柏地黄汤
D. 止带方
E. 龙胆泻肝汤

123. 治疗带下过多湿热下注证，应首选的方剂是
124. 治疗带下过多阴虚夹湿证，应首选的方剂是

（125～126 题共用备选答案）
A. 毓麟珠
B. 右归丸
C. 养精种玉汤
D. 开郁种玉汤
E. 温胞饮

125. 治疗不孕症肾气虚证，应首选的方剂是
126. 治疗不孕症肾阴虚证，应首选的方剂是

（127～128 题共用备选答案）
A. 经行身痛
B. 带下病
C. 经行感冒
D. 经行头痛
E. 经期延长

127. 内寒常导致的妇科疾病是
128. 外寒常导致的妇科疾病是

（129～130 题共用备选答案）

A. 下胎益母

B. 保胎治疗

C. 治病与安胎并举

D. 补肾填精，固冲安胎

E. 未孕前重防，已孕后重早治

129. 滑胎的治疗原则是

130. 堕胎、小产的治疗原则是

（131～132 题共用备选答案）

A. 热入营血证

B. 感染邪毒证

C. 外感证

D. 血瘀证

E. 血虚证

131. 患者产后寒热时作，恶露不下，色紫暗有块，小腹疼痛拒按，舌质紫暗，脉弦涩。其证候是

132. 患者产后低热不退，腹痛绵绵，喜按，恶露量多，色淡，头晕，心悸，舌淡，苔薄，脉细数。其证候是

（133～134 题共用备选答案）

A. 马牙

B. 螳螂子

C. 痄腮

D. 发颐

E. 口疮

133. 新生儿上腭中线和齿龈部位有散在的黄白色、碎米大小隆起颗粒，称为

134. 新生儿两侧颊部各有一个脂肪垫隆起，称为

（135～136 题共用备选答案）

A. 新生儿期

B. 婴儿期

C. 幼儿期

D. 学龄前期

E. 学龄期

135. 小儿生长发育最快的时期是

136. 多种小儿急性传染病发病率最高的时期是

（137～138 题共用备选答案）

A. 咳嗽不爽，痰黄黏稠，不易咳出

B. 干咳无痰，口渴咽干，喉痒声嘶

C. 咳嗽频作，咽痒咽痛，痰白清稀

D. 咳嗽痰多，色黄黏稠，难以咳出

E. 咳声重浊，痰多壅盛，色白清稀

137. 阴虚咳嗽的证候特点是

138. 痰湿咳嗽的证候特点是

（139～140 题共用备选答案）

A. 心、脾

B. 肝、脾

C. 心、肝、肾

D. 肝、脾、肾

E. 心、肝、脾、肾

139. 慢惊风病位主要是

140. 痫病病位主要是

（141～142 题共用备选答案）

A. 健脾益气

B. 清心导赤

C. 温脾行气

D. 镇惊安神

E. 宁心安神

141. 夜啼因脾寒气滞者所致，治疗原则是

142. 夜啼因心经积热者所致，治疗原则是

（143～144 题共用备选答案）

A. 失笑散

B. 沉香散

C. 前列腺汤

D. 归脾汤

E. 血府逐瘀汤

143. 治疗慢性前列腺炎之气滞血瘀证，应首选的方剂是

144. 治疗前列腺增生症之气滞血瘀证，应首选的方剂是

（145～146 题共用备选答案）

A. 通乳丹

B. 调经汤

C. 苍附导痰丸

D. 下乳涌泉散

E. 柴胡疏肝散

145. 治疗气血虚弱型缺乳，应首选的方剂是

146. 治疗肝郁气滞型缺乳，应首选的方剂是

（147～148 题共用备选答案）

A. 龙胆泻肝汤

B. 蛇床子散

C. 知柏地黄汤

D. 丹栀逍遥散

E. 托里消毒散

147. 肝经湿热证阴痒应首选的外用方是

148. 肝肾阴虚证阴痒应首选的方剂是

（149～150 题共用备选答案）

A. 10kg，75cm

B. 11kg，78cm

C. 12kg，81cm

D. 13kg，85cm

E. 14kg，96cm

149. 按公式计算，1 岁小儿的体重、身高分别是

150. 按公式计算，3 岁小儿的体重、身高分别是

第四单元参考答案

1. C	2. D	3. A	4. A	5. E	6. C	7. A	8. C	9. A	10. D
11. E	12. B	13. D	14. D	15. D	16. B	17. A	18. D	19. D	20. D
21. B	22. E	23. D	24. C	25. D	26. C	27. B	28. E	29. C	30. A
31. D	32. B	33. E	34. A	35. B	36. A	37. C	38. A	39. E	40. D
41. D	42. C	43. B	44. A	45. B	46. C	47. C	48. B	49. C	50. A
51. E	52. D	53. C	54. A	55. D	56. C	57. D	58. A	59. D	60. C
61. C	62. C	63. A	64. D	65. E	66. A	67. B	68. B	69. A	70. D
71. C	72. B	73. A	74. E	75. C	76. B	77. B	78. E	79. B	80. E
81. B	82. A	83. D	84. B	85. D	86. B	87. E	88. C	89. A	90. D
91. E	92. D	93. C	94. A	95. B	96. C	97. C	98. D	99. E	100. D
101. A	102. C	103. A	104. D	105. D	106. A	107. B	108. C	109. B	110. C
111. D	112. A	113. E	114. A	115. A	116. B	117. D	118. B	119. A	120. E

121. C	122. E	123. D	124. C	125. A	126. C	127. B	128. A	129. E	130. A
131. D	132. E	133. A	134. B	135. B	136. C	137. B	138. E	139. D	140. E
141. C	142. B	143. C	144. B	145. A	146. D	147. B	148. C	149. A	150. E

140-1

2024全国中医执业医师资格考试模拟试卷（三）

（医学综合笔试部分）

第一单元

考试日期：20××年×月×日

考试时间：9：00～11：00

考生姓名：________

准考证号：________

考 场 号：________

中国协和医科大学出版社

北　京

A_1 型选择题

答题说明

每一道考题下面有 A、B、C、D、E 五个备选答案，请从中选择一个最佳答案。

1. 以下属于证候范畴的是
A. 疟疾
B. 头痛
C. 心脉痹阻
D. 恶寒发热
E. 脉弦

2. 阴气虚损不足，日久影响阳气化生，引起阳气也不足的病理变化是
A. 阴偏衰
B. 阳偏衰
C. 阳损及阴
D. 阴损及阳
E. 阴阳互损

3. 功用为清泻肺热、止咳平喘的方剂是
A. 止嗽散
B. 泻白散
C. 麻黄汤
D. 定喘汤
E. 麻杏石甘汤

4. 泻南补北法的原理是
A. 五行相生
B. 五行相克
C. 五行制化
D. 五行相乘
E. 五行相侮

5. 与精神意识思维活动关系最密切的是
A. 心主血脉的生理功能
B. 肝主疏泄的生理功能
C. 脾主运化的生理功能
D. 肺主治节的生理功能
E. 肾主藏精的生理功能

6. 《素问·厥论》所谓“为胃行其津液”的脏是
A. 肝
B. 心
C. 脾
D. 肺
E. 肾

7. 功用为攻下通便、补气养血的方剂是
A. 温脾汤
B. 黄龙汤
C. 济川煎
D. 十枣汤
E. 麻子仁丸

8. “命门之火”是指
A. 肺阳
B. 心阳
C. 肝阳
D. 肾阳
E. 脾阳

9. 具有贮藏血液、调节血量和防止出血作用的脏是
A. 肝
B. 心

C. 脾
D. 肺
E. 肾

10. 面色黄而无华，两目不黄属于
A. 焦黄
B. 阳黄
C. 萎黄
D. 淡黄
E. 阴黄

11. 《素问·六节藏象论》中，“封藏之本”指的是
A. 心
B. 肺
C. 脾
D. 肝
E. 肾

12. 肺主一身之气的运行体现于
A. 吸入清气
B. 呼出浊气
C. 生成宗气
D. 调节气机
E. 辅心行血

13. “利小便以实大便”的理论依据是
A. 肾司二便，故利小便即可以实大便
B. 中气不足，溲便为之变，故二便相关
C. 淡渗利水，则脾阳得健而大便实
D. 二便之源均来自小肠的泌别清浊
E. 利小便的药物本身具有止泻作用

14. 舌红胖大多见于
A. 脾肾阳虚
B. 心脾热盛
C. 水湿内停
D. 脾胃湿热
E. 阴虚火旺

15. 三焦的生理功能是
A. 通行元气
B. 传化水谷
C. 化生精气
D. 调畅气机
E. 宣发肃降

16. “髓海”指的是
A. 骨
B. 胆
C. 髓
D. 脑
E. 女子胞

17. 维持血液不逸出于脉外体现的是气的
A. 推动作用
B. 温煦作用
C. 防御作用
D. 固摄作用
E. 中介作用

18. 与语言、呼吸、心搏强弱有关的气是
A. 卫气
B. 宗气
C. 营气
D. 中气
E. 元气

19. 与津液代谢关系最密切的脏腑有
A. 肝、脾、肾
B. 脾、肺、肾
C. 心、肝、脾
D. 脾、肺、心
E. 肝、肺、肾

20. 分布在胸腹部的经脉是
A. 足少阳胆经
B. 手少阴心经
C. 手太阴肺经
D. 足太阴脾经
E. 足阳明胃经

21. 嗳气频作响亮，嗳后脘腹胀减，发作与情志相关的临床意义是
A. 胃阳虚
B. 宿食内停
C. 寒邪犯胃
D. 肝气犯胃
E. 胃虚气逆

22. 寒邪的性质和致病特征是
A. 凝滞而主痛
B. 黏滞而病程缠绵
C. 病证善行而数变
D. 病状沉重而酸困
E. 升散而袭阳位

23. 导致心无所倚，神无所归，虑无所定的情志异常是
A. 过度愤怒
B. 过度喜乐
C. 过度悲忧
D. 突然受惊
E. 思虑过度

24. 在 28 脉中，具有沉、实、大、弦、长特点的脉象是
A. 紧脉
B. 革脉
C. 牢脉
D. 芤脉
E. 伏脉

25. 洪脉的临床意义是
A. 阳明气分热盛
B. 阴寒阻碍阳气
C. 虚阳浮越于外
D. 气血两虚
E. 湿邪困阻阳气

26. “冬伤于寒，春必病温”的发病类型是
A. 合病
B. 伏而后发
C. 感邪即发
D. 徐发
E. 继发

27. “大实有羸状”的病机是
A. 由实转虚
B. 实中夹虚
C. 真实假虚
D. 真虚假实
E. 虚实错杂

28. 温阳通便，泻下寒积的常用配伍药对是
A. 甘草与芒硝
B. 附子与大黄
C. 巴豆与桔梗
D. 大黄与芒硝
E. 桂枝与大黄

29. 口中泛酸的临床意义是
A. 胃肠积滞
B. 脾胃湿热
C. 宿食不化
D. 肝胆湿热
E. 肝胃郁热

30. 用寒远寒，用热远热，属于
A. 因病制宜
B. 因地制宜

C. 因人制宜
D. 因时制宜
E. 因证制宜

31. 下列各项，属于“十八反”的是
A. 大戟与甘草
B. 人参与莱菔子
C. 白及与甘草
D. 丁香与木香
E. 人参与五倍子

32. 宜饭后服用的药物是
A. 峻下逐水药
B. 对胃肠道有刺激性的药物
C. 驱虫药
D. 安神药
E. 截疟药

33. 治疗肺热咳嗽，应选用的药物是
A. 栀子
B. 大黄
C. 黄芩
D. 黄连
E. 黄柏

34. 治热毒蕴结之各种疮毒痈肿，瘰疬痰核等，应选用的药物是
A. 蒲公英
B. 紫花地丁
C. 连翘
D. 白芷
E. 大青叶

35. 具有行气安胎功效的药物是
A. 砂仁
B. 厚朴
C. 佩兰
D. 苍术
E. 白豆蔻

36. 治疗邪热壅肺之咳喘、气急，应选用的药物组合是
A. 半夏、天南星
B. 陈皮、半夏
C. 麻黄、石膏
D. 芥子、莱菔子
E. 杏仁、白果

37. 六一散的功用是
A. 清暑通络
B. 清暑化湿
C. 解暑除烦
D. 清暑利湿
E. 祛暑清热

38. 柴葛解肌汤的功用是
A. 解肌发表
B. 解肌透疹
C. 解肌清热
D. 解肌疏风
E. 透疹解毒

39. 茯苓与薏苡仁的共同功效是
A. 利水渗湿，安神
B. 利水渗湿，除痹
C. 利水渗湿，通乳
D. 利水渗湿，解毒
E. 利水渗湿，健脾

40. 墨旱莲的功效是
A. 解毒敛疮，凉血止血
B. 散瘀消痈，凉血止血
C. 活血化瘀止血，通经
D. 解毒消痈，凉血止血
E. 滋补肝肾，凉血止血

41. 功善养阴润肺、清心安神的药物是
A. 百合
B. 玉竹
C. 黄精
D. 沙参
E. 天冬

42. 具有祛风、通络、止痉功效的药物是
A. 白附子
B. 木瓜
C. 蕲蛇
D. 独活
E. 秦艽

43. 厚朴温中汤的功用是
A. 疏肝泄热，活血止痛
B. 行气疏肝，散寒止痛
C. 温补肝肾，行气止痛
D. 行气止痛，软坚散结
E. 行气除满，温中燥湿

44. 小便频数，量少，色赤，刺痛的临床意义是
A. 膀胱湿热
B. 肾阳不足
C. 肾气不固
D. 结石阻塞
E. 膀胱失约

45. 枳实的功效是
A. 行气宽中除胀为主
B. 行气消痰除痞为主
C. 燥湿化痰和胃为主
D. 理气和胃降逆为主
E. 行气止痛散结为主

46. 内服善于治疗下焦血热出血证，外用又能治疗烫伤、湿疹的药物是
A. 栀子
B. 地肤子
C. 紫花地丁
D. 地榆
E. 白及

47. 下列桑叶配菊花的适应证候应除外
A. 风热表证
B. 温病初起
C. 疔疮肿毒
D. 肝阳上亢之头痛眩晕
E. 风热上攻之目赤肿痛

48. 具有活血除痹功效，善治风湿肩臂疼痛的药物是
A. 川芎
B. 羌活
C. 鸡血藤
D. 桑叶
E. 姜黄

49. 一贯煎中重用生地黄为君，意在
A. 清热凉血
B. 滋阴凉血
C. 壮水制火
D. 补益肝肾
E. 滋养肺肾

50. 虎杖的功效是
A. 活血调经，清热利湿，解毒消疮，化痰平喘
B. 利湿退黄，清热解毒，散瘀止痛，化痰止咳
C. 活血定痛，清热利湿，解毒通便，化痰止咳
D. 活血通络，祛湿退黄，清热解毒，利尿通便
E. 活血消癥，利湿退肿，解毒疗疮，化痰通便

51. 治疗湿浊中阻之呕吐，应首选的药物是
A. 紫苏
B. 香薷
C. 生姜
D. 黄连
E. 广藿香

52. 朱砂入药的正确炮制方法是
A. 水飞
B. 炙
C. 煅
D. 煨
E. 淬

53. 具有敛补心肺肾气阴，宁心安神功效的药物是
A. 山茱萸
B. 五味子
C. 山药
D. 五倍子
E. 黄精

54. 用治气滞脘腹胀痛、消化不良、泄泻腹痛的药物组合是
A. 滑石配生甘草
B. 砂仁配木香
C. 厚朴配枳实
D. 苍术配厚朴、陈皮
E. 广藿香配佩兰

55. 右归丸的功用是
A. 温补肾阳，填精益髓
B. 滋阴补肾，填精益髓
C. 温肾化气，利水消肿
D. 温肾壮阳，涩精止遗
E. 温补肾阳，涩精缩尿

56. 治疗食积腹痛、疝气痛，应选用的药物是
A. 麦芽
B. 稻芽
C. 神曲
D. 山楂
E. 鸡内金

57. 下列各项中，不具有驱绦虫功效的是
A. 槟榔
B. 榧子
C. 使君子
D. 贯众
E. 雷丸

58. 先恶寒战栗，继而汗出者，属于
A. 盗汗
B. 自汗
C. 蒸汗
D. 冷汗
E. 战汗

59. 气分证的临床表现不包括
A. 发热
B. 口渴
C. 汗出
D. 斑疹隐隐
E. 舌红苔黄

60. 失眠多梦，惊悸不宁，口苦欲呕的临床意义是
A. 心脾气血虚
B. 心肾不交
C. 心阴虚
D. 胆郁痰扰
E. 肝胆湿热

61. 痰白滑而量多，易咳出者，属于
A. 风痰

B. 寒痰
C. 热痰
D. 湿痰
E. 燥痰

62. 风寒犯肺证引起咳嗽的临床意义是
A. 痰气交阻
B. 肺气不降
C. 肺气失宣
D. 肺气上逆
E. 肺阴不足

63. 脾肾阳虚证的临床表现是
A. 久泻不愈，大便滑出不禁
B. 便溏臭糜，泻下不爽
C. 肛门重坠，甚则脱出
D. 腹痛而排便不畅
E. 时时欲泻，便出不爽

64. 下列各项中，不属于斑的特点的是
A. 点大成片
B. 色红
C. 平摊于皮肤
D. 擦破流水
E. 摸不应手

65. 下列各项中，以冷汗、肢厥、面白、脉微为主要表现的是
A. 阴虚证
B. 阳虚证
C. 亡阴证
D. 亡阳证
E. 肾虚证

66. 大补阴丸的主治病证是
A. 肝肾阴虚证
B. 肾阳不足证
C. 命门火衰证
D. 阴虚火旺证
E. 真阴不足证

67. 归脾汤中配伍茯苓意在
A. 健脾渗湿
B. 渗湿止泻
C. 利水消肿
D. 宁心安神
E. 涤痰除饮

68. 下列各项中，九味羌活汤的组成药物应除外
A. 防风、川芎
B. 当归、陈皮
C. 苍术、细辛
D. 白芷、生地黄
E. 黄芩、甘草

69. 小青龙汤中主要起温肺化饮作用的药物是
A. 麻黄、桂枝、炙甘草
B. 桂枝、细辛、半夏
C. 干姜、细辛、五味子
D. 干姜、细辛
E. 麻黄、细辛

70. 清燥救肺汤中的君药是
A. 人参、麦冬
B. 石膏、桑叶
C. 枇杷叶、杏仁
D. 胡麻仁、阿胶
E. 甘草、人参

71. 下列具有疏风散邪、清热解毒功用的方剂是
A. 黄连解毒汤
B. 普济消毒饮
C. 清瘟败毒饮
D. 青蒿鳖甲汤

E. 龙胆泻肝汤

72. 小蓟饮子的功用是
A. 凉血止血，清热利水
B. 清热解毒，凉血止利
C. 清肠止血，疏风下气
D. 清心降火，育阴利水
E. 清热泻火，凉血止血

73. 具有清利三焦湿热功用的方剂是
A. 五苓散
B. 猪苓汤
C. 八正散
D. 连朴饮
E. 黄连解毒汤

74. 我国的最高国家权力机关是
A. 中华人民共和国国务院
B. 中华人民共和国国务院法制办公室
C. 全国人民代表大会
D. 全国人民代表大会常委会
E. 全国人民代表大会法制委员会

75. 中药饮片处方的书写顺序一般是
A. 处方药品名称
B. 君、臣、佐、使
C. 前记、正文、后记
D. 中成药书写规则
E. 药品剂量与数量

76. 未注册取得医师执业证书的
A. 不得从事医师执业活动
B. 可在预防机构从事医师执业活动
C. 可在保健机构从事医师执业活动
D. 可在执业医师指导下，在预防、保健机构从事医师执业活动
E. 可在执业医师指导下从事医师执业活动

77. 关于执业医师的合法处方权，说法正确的是
A. 大学毕业后即取得
B. 实习一年后即取得
C. 医师资格考试合格后取得
D. 在经注册的执业地点取得
E. 到任何聘用单位就有处方权

78. 医疗机构发现甲类传染病时，对疑似患者应依法及时采取的措施是
A. 采取预防措施
B. 进行医学观察
C. 予以隔离治疗
D. 确诊前在指定场所单独隔离治疗
E. 在指定场所进行医学观察

79. 医疗机构发现不明原因的群体性疾病后，应当向当地县级人民政府卫生行政主管部门报告的时间要求为
A. 2 小时内
B. 3 小时内
C. 4 小时内
D. 6 小时内
E. 8 小时内

A_2 型选择题

答题说明

每一道考题是以一个小案例出现的，其下面都有 A、B、C、D、E 五个备选答案。请从中选择一个最佳答案。

80. 患者，女，22 岁。中午进食鱼、虾、螃蟹等海鲜，傍晚自觉腹痛，恶心欲吐，大便稀溏。用药应首选
A. 香薷、甘草
B. 紫苏、生姜
C. 薄荷、连翘
D. 葛根、车前子
E. 延胡索、木香

81. 患者，女，27 岁，已婚。妊娠 2 个月余，不慎跌跤，小腹刺痛，阴部渗红。用药应首选
A. 杜仲、熟地黄
B. 续断、桑寄生
C. 砂仁、紫苏叶
D. 艾叶、炮姜
E. 白术、黄芩

82. 患者，男，45 岁。疫毒痢初期，高热烦渴，舌红脉数，急骤出现四肢厥冷，面色苍白。其属于
A. 热证转寒
B. 寒证化热
C. 真寒假热
D. 真热假寒
E. 寒热夹杂

83. 患者，女，46 岁。口渴，小便频数，下半身常有冷感，腰痛足软，舌淡胖，苔薄白，脉沉弦。治宜选用
A. 清燥救肺汤
B. 麦门冬汤
C. 玉液汤
D. 肾气丸
E. 左归丸

84. 患者，女，60 岁。素有高血压病史，猝然昏厥，不省人事，两手握紧，牙关紧闭，右侧肢体偏瘫。用药应首选
A. 冰片
B. 麝香
C. 石菖蒲
D. 郁金
E. 苏合香

85. 患者，女，38 岁。心悸失眠，夜间盗汗，大便秘结，舌红口干，脉细数。用药应首选
A. 朱砂、磁石
B. 酸枣仁、柏子仁
C. 远志、石菖蒲
D. 合欢皮、合欢花
E. 首乌藤、茯神

86. 患者，男，45 岁。痔好发多年，便后出血，有时便中带血，血色鲜红，舌红苔黄，脉数。治宜选用
A. 小蓟饮子
B. 黄土汤
C. 四生丸
D. 槐花散
E. 八正散

87. 患者，女，50 岁。胸闷憋气，痰多黄黏，大便干结。用药应首选
A. 枳实
B. 瓜蒌
C. 桂枝
D. 郁金
E. 川芎

88. 患者，男，52 岁。近日情绪不佳，胃脘胀满而痛，食少纳呆，四肢倦怠，舌苔白腻，脉沉滑。治宜选用
A. 二陈平胃散
B. 厚朴温中汤
C. 半夏泻心汤
D. 旋覆代赭汤
E. 丁香散

B_1 型选择题

答 题 说 明

以下提供若干组考题，每组考题共用在考题前列出的 A、B、C、D、E 五个备选答案。请从中选择一个与问题关系最密切的答案。每个备选答案可能被选择一次、多次或不被选择。

（89 ~ 90 题共用备选答案）
A. 气虚阳虚
B. 邪正俱衰
C. 邪正俱盛
D. 邪去正复
E. 邪盛正衰

89. 战汗后身热不退，烦躁不安，脉来急疾的临床意义是
90. 战汗后汗出热退，脉静身凉的临床意义是

（91 ~ 92 题共用备选答案）
A. 失血伤阴
B. 亡血失精
C. 寒证痛证
D. 惊恐疼痛
E. 邪闭痛极

91. 伏脉的临床意义是
92. 革脉的临床意义是

（93 ~ 94 题共用备选答案）
A. 心肾不交证
B. 心肺气虚证
C. 心肝血虚证
D. 心脉痹阻证
E. 心肾阳虚证

93. 心悸怔忡，胸闷疼痛，脉象细涩的临床意义是
94. 惊悸失眠，遗精盗汗，脉象细数的临床意义是

（95 ~ 96 题共用备选答案）
A. 弦滑数
B. 洪数脉
C. 浮滑脉
D. 滑数脉
E. 沉涩脉

95. 寒凝血瘀证的脉象是
96. 肝火夹痰证的脉象是

（97～98 题共用备选答案）

A. 口渴喜冷饮
B. 口渴饮水少
C. 口渴喜热饮
D. 饮水即吐
E. 口干但欲漱水不欲咽

97. 热结津伤证口渴的特点为
98. 瘀血内阻证口渴的特点为

（99～100 题共用备选答案）

A. 腹痛腹胀，暴泻如水，肛门灼热
B. 大便溏薄，时干时稀，排便不爽
C. 下痢脓血，里急后重，身热口渴
D. 腹满硬痛，大便秘结，日晡潮热
E. 大便燥结，艰涩难下，口干口臭

99. 肠热腑实证的临床表现是
100. 肠燥津亏证的临床表现是

（101～102 题共用备选答案）

A. 参苓白术散
B. 归脾汤
C. 生脉散
D. 炙甘草汤
E. 玉屏风散

101. 脾虚夹湿便溏泄泻者应选用的方剂是
102. 气虚自汗易感风邪者应选用的方剂是

（103～104 题共用备选答案）

A. 实热证
B. 实寒证
C. 虚热证
D. 虚寒证
E. 阴阳两虚证

103. 阴中求阳适用于
104. 阳中求阴适用于

（105～106 题共用备选答案）

A. 熟地黄、当归
B. 山药、茯苓
C. 熟地黄、泽泻
D. 人参、当归
E. 当归、黄芪

105. 六味地黄丸和参苓白术散两方药物组成中均含有
106. 归脾汤和当归补血汤两方药物组成中均含有

（107～108 题共用备选答案）

A. 肝
B. 心
C. 脾
D. 肺
E. 肾

107. “生痰之源”指的脏是
108. “贮痰之器”指的脏是

（109～110 题共用备选答案）

A. 传化物而不藏，实而不能满
B. 藏精气而不泻，满而不能实
C. 传化物而不藏，满而不能实
D. 藏精气而不泻，实而不能满
E. 虚实交替，藏泄互用

109. 属于五脏共同的生理特点的是
110. 属于六腑共同的生理特点的是

（111～112 题共用备选答案）

A. 玉女煎
B. 芍药汤
C. 龙胆泻肝汤
D. 清胃散
E. 凉膈散

111. 牙痛龈肿，口气热臭，舌红苔黄，脉滑数者。治宜选用
112. 齿松牙衄，烦热干渴，舌红苔黄而干者。治宜选用

（113～114 题共用备选答案）
A. 神
B. 魂
C. 魄
D. 意
E. 志
113. 肝藏
114. 肺藏

（115～116 题共用备选答案）
A. 约束纵行诸经
B. 加强了十二经脉中相为表里的两经在体表的联系
C. 加强了十二经脉中相为表里的两经在体内的联系
D. 调节十二经脉的气血
E. 分主一身左右之阴阳
115. 经别的生理功能为
116. 别络的生理功能为

（117～118 题共用备选答案）
A. 风邪
B. 寒邪
C. 湿邪
D. 燥邪
E. 火邪
117. 具有凝滞收引致病特点的邪气是
118. 具有耗气伤津致病特点的邪气是

（119～120 题共用备选答案）
A. 阳偏盛
B. 阴偏盛
C. 阳偏衰
D. 阴偏衰
E. 阴阳两虚
119. 阴阳互损引起的病理变化是
120. 过食生冷引起的病理变化是

（121～122 题共用备选答案）
A. 急则治其标
B. 缓则治其本
C. 标本同治
D. 先扶正后祛邪
E. 先祛邪后扶正
121. 虚人感冒应选用的方法是
122. 二便不利应选用的方法是

（123～124 题共用备选答案）
A. 解表散寒，行气宽中
B. 祛风解表，消肿排脓
C. 解表散寒，祛风止痛
D. 发汗解表，温中止呕
E. 祛风解表，胜湿止痛
123. 白芷的功效是
124. 紫苏的功效是

（125～126 题共用备选答案）
A. 芦根
B. 知母
C. 天花粉
D. 淡竹叶
E. 栀子
125. 具有滋肾阴、退虚热功效的药物是
126. 具有清热生津、消肿排脓功效的药物是

（127～128 题共用备选答案）
A. 润肠通便
B. 养肝明目
C. 固精缩尿
D. 活血续伤
E. 祛风除湿
127. 淫羊藿的功效是
128. 补骨脂的功效是

（129～130 题共用备选答案）
A. 合欢皮

B. 酸枣仁

C. 远志

D. 琥珀

E. 磁石

129. 既能活血消肿，又能解郁安神的药物是

130. 既能活血散瘀，又能镇惊安神的药物是

（131～132 题共用备选答案）

A. 杀虫，疗癣

B. 清热解毒，凉血止血，杀虫

C. 杀虫，解暑

D. 杀虫消积，行气利水，截疟

E. 杀虫，润肺下气止咳

131. 槟榔的功效是

132. 百部的功效是

（133～134 题共用备选答案）

A. 胸腹闷胀

B. 痢疾

C. 心下痞满

D. 湿热下注

E. 胁痛口苦

133. 黄连配木香适用于

134. 黄连配吴茱萸适用于

（135～136 题共用备选答案）

A. 二妙散

B. 易黄汤

C. 完带汤

D. 参苓白术散

E. 龙胆泻肝汤

135. 主治肾虚湿热带下的首选方剂是

136. 主治脾虚肝郁，湿浊带下的首选方剂是

（137～138 题共用备选答案）

A. 桂枝汤

B. 十枣汤

C. 吴茱萸汤

D. 小建中汤

E. 当归四逆汤

137. 原方生姜用量较大的是

138. 原方大枣用量最大的是

（139～140 题共用备选答案）

A. 天麻钩藤饮

B. 大定风珠

C. 羚角钩藤汤

D. 镇肝熄风汤

E. 川芎茶调散

139. 高热不退，烦闷躁扰，手足抽搐，舌绛而干，脉弦数者。治宜选用

140. 头痛眩晕，失眠多梦，舌红苔黄，口苦面红，脉弦数者。治宜选用

（141～142 题共用备选答案）

A. 解表化湿，理气和中

B. 宣畅气机，清利湿热

C. 清热泻火，利水通淋

D. 利湿消肿，理气健脾

E. 清热化湿，理气和中

141. 藿香正气散的功用是

142. 连朴饮的功用是

（143～144 题共用备选答案）

A. 人参、白术

B. 大黄、干姜

C. 甘草、生姜

D. 白术、芒硝

E. 干姜、甘草

143. 理中丸和温脾汤两方药物组成中均含有

144. 四逆汤和理中丸两方药物组成中均含有

（145～146 题共用备选答案）

A. 祛风湿止泻
B. 祛风湿止痛
C. 祛风胜湿清热
D. 祛风胜湿化痰
E. 祛风湿，补肝肾

145. 九味羌活汤和羌活胜湿汤的共同点是
146. 羌活胜湿汤和独活寄生汤的共同点是

（147～148 题共用备选答案）

A. 首次医疗事故技术鉴定工作
B. 再次医疗事故技术鉴定工作
C. 申请再次鉴定
D. 医疗事故赔偿
E. 处理医疗事故工作

147. 当事人对医疗事故技术鉴定结论有异议时可以
148. 省级地方医学会负责组织

（149～150 题共用备选答案）

A. 传染病通报
B. 传染病监测
C. 传染病责任报告人
D. 传染病义务报告人
E. 传染病疫情公布

149. 任何单位和个人发现传染病患者或疑似患者向疾病预防控制机构报告，属于
150. 疾病预防控制机构及其执行职务的人员发现传染病患者或疑似患者向有关部门的报告，属于

第一单元参考答案

1. C	2. D	3. B	4. B	5. A	6. C	7. B	8. D	9. A	10. C
11. E	12. D	13. D	14. D	15. A	16. D	17. D	18. B	19. B	20. E
21. D	22. A	23. D	24. C	25. A	26. B	27. C	28. B	29. E	30. D
31. A	32. B	33. C	34. C	35. A	36. C	37. D	38. C	39. E	40. E
41. A	42. C	43. E	44. A	45. A	46. D	47. C	48. E	49. D	50. B
51. E	52. A	53. B	54. B	55. A	56. D	57. C	58. E	59. D	60. D
61. D	62. C	63. A	64. D	65. D	66. D	67. D	68. B	69. D	70. B
71. B	72. A	73. C	74. C	75. B	76. A	77. D	78. D	79. A	80. B
81. B	82. A	83. D	84. B	85. B	86. D	87. B	88. B	89. E	90. D
91. E	92. B	93. D	94. A	95. E	96. A	97. A	98. E	99. D	100. E
101. A	102. E	103. D	104. C	105. B	106. E	107. C	108. D	109. B	110. A
111. D	112. A	113. B	114. C	115. C	116. B	117. B	118. E	119. E	120. B
121. C	122. A	123. C	124. A	125. B	126. C	127. E	128. C	129. A	130. D
131. D	132. E	133. B	134. E	135. B	136. C	137. C	138. E	139. C	140. A
141. A	142. E	143. E	144. E	145. B	146. B	147. C	148. B	149. D	150. C

140-2

2024 全国中医执业医师资格考试模拟试卷（三）

（医学综合笔试部分）

第二单元

考试日期：20××年×月×日

考试时间：13：30～15：30

考生姓名：________

准考证号：________

考 场 号：________

中国协和医科大学出版社

北 京

A_1 型选择题

答 题 说 明

每一道考题下面有 A、B、C、D、E 五个备选答案，请从中选择一个最佳答案。

1.《素问·阴阳应象大论》指出对“精不足者”，宜采取的治则是
A. 温之以气
B. 补之以味
C. 阴阳双补
D. 散而泻之
E. 引而竭之

2.《素问·经脉别论》“生病起于过用”观点，提示治病应
A. 热因热用
B. 寒者热之
C. 以平为期
D. 急则治其标
E. 标本兼治

3.《素问·太阴阳明论》认为“四肢皆禀气于”
A. 脾
B. 肝
C. 心
D. 肾
E. 胃

4. 慢性肺源性心脏病早期诊断的主要依据是
A. 肺气肿征象
B. 肺动脉高压征象
C. 右心衰竭体征
D. 反复咳嗽、咳痰病史
E. 心悸、气促症状

5. 支气管哮喘典型发作的表现是
A. 吸气性呼吸困难
B. 伴有哮鸣音的呼气性呼吸困难
C. 伴有哮鸣音的混合性呼吸困难
D. 伴有哮鸣音的呼吸困难，咳粉红色泡沫样痰
E. 发作 24 小时以上伴有咯血

6. 甲状腺功能减退症最常见的病因是
A. 摄碘过量
B. 甲状腺破坏
C. 遗传因素
D. 服用抗甲状腺药物
E. 自身免疫性损伤

7. 高血压合并下列疾病中，最适合使用 β 受体阻断药的是
A. 急性心力衰竭
B. 支气管哮喘
C. 冠心病
D. 糖尿病
E. 高脂血症

8. 下列各项中，属于缓慢性心律失常的是
A. 并行心律性心动过速
B. 预激综合征
C. 心房扑动
D. 逸搏与逸搏心律

E. 期前收缩

9. 下列各项中，属于肝硬化门静脉高压表现的是
A. 腹水
B. 肝大
C. 出血倾向
D. 肝掌
E. 皮肤色素沉着

10. 十二指肠溃疡发病的最主要因素是
A. 胃酸分泌增高
B. 胃黏膜屏障减弱
C. 遗传因素
D. 免疫因素
E. 饮食因素

11. 炙甘草汤证的脉症见
A. 心下悸，头眩，身瞤动
B. 伤寒脉结代，心动悸
C. 伤寒脉浮，自汗出，小便数
D. 发汗，病不解，反恶寒
E. 太阳病发汗，汗出不解

12. 肝细胞性黄疸可引起的尿液改变是
A. 乳糜尿
B. 血红蛋白尿
C. 胆红素尿
D. 脓尿
E. 血尿

13. 首选糖皮质激素治疗的疾病是
A. 缺铁性贫血
B. 再生障碍性贫血
C. 急性白血病
D. 白细胞减少症
E. 原发免疫性血小板减少症

14. 下列表现对诊断尿路感染最有意义的是
A. 畏寒、发热、白细胞增多
B. 尿频、尿急、尿痛
C. 尿培养细菌计数>10^5/ml
D. 清洁中段尿白细胞>5 个/高倍视野
E. 尿亚硝酸盐还原试验阳性

15. 慢性肾小球肾炎的主要病因是
A. 链球菌感染
B. 病毒感染
C. 自身免疫反应
D. 高血压
E. 糖尿病

16. 甲状腺功能亢进症患者的手术禁忌证是
A. 妊娠早期重度甲状腺功能亢进症
B. 青少年患者
C. 中、高度格雷夫斯（Graves）病
D. 高功能腺瘤
E. 胸骨后甲状腺肿伴有甲状腺功能亢进症

17. 磺脲类降糖药的主要适应证是
A. 1 型糖尿病
B. 单用饮食治疗不能满意控制的非肥胖型 2 型糖尿病
C. 糖尿病围手术期
D. 糖尿病合并感染
E. 糖尿病合并妊娠

18. 癫痫大发作的表现是
A. 短暂意识丧失，昏睡
B. 意识丧失，四肢强直，昏睡
C. 单侧肢体抽动

D. 躁动，乱语
E. 发作性四肢抽搐

19. 下列治疗类风湿关节炎的药物中，应除外
A. 长效青霉素
B. 糖皮质激素
C. 非甾体抗炎药
D. 慢作用抗风湿药
E. 雷公藤多苷

20. 重度有机磷杀虫药中毒时瞳孔的表现是
A. 针尖样大小
B. 瞳孔扩大
C. 两侧大小不等
D. 形状不规则
E. 呈椭圆形

21. 布鲁菌病的潜伏期一般是
A. 12 小时
B. 1 ~3 日
C. 3 ~5 日
D. 1 ~3 周
E. 5 周

22. 肾综合征出血热临床上的五期经过顺序正确的是
A. 发热期、低血压期、少尿期、多尿期、恢复期
B. 发热期、多尿期、低血压期、少尿期、恢复期
C. 发热期、低血压期、多尿期、少尿期、恢复期
D. 发热期、出血期、低血压期、少尿期、恢复期
E. 发热期、出血期、少尿期、多尿期、恢复期

24. 下列关于流行性乙型脑炎的叙述，正确的是
A. 中性粒细胞减少
B. 糖及氯化物升高
C. 蛋白质轻度升高
D. 外观非常混浊
E. 白细胞计数减少

25. 流脑的细菌学检查主要包括
A. 尿沉渣镜检、痰培养和血培养
B. 血培养、咽拭子培养、尿沉渣镜检
C. 脑脊液培养、咽拭子培养、大便培养
D. 血培养、咽拭子培养、大便培养
E. 脑脊液涂片、皮肤瘀点涂片和血培养

26. 确诊细菌性痢疾最可靠的依据是
A. 典型脓血便
B. 明显里急后重
C. 大便培养阳性
D. 免疫检查阳性
E. 大便镜检发现大量脓细胞、吞噬细胞

27. 下列霍乱患者静脉补液的原则，不恰当的是
A. 早期，快速，足量
B. 先盐后糖
C. 先快后慢
D. 积极补钾
E. 及时补碱

28. 流行性脑脊髓膜炎的主要传染源是
A. 患者和带菌者
B. 苍蝇
C. 鼠类

D. 污染水源
E. 病毒

29. 流行性出血热早期休克的主要原因是
A. 弥散性血管内凝血
B. 心肌损害
C. 继发严重感染
D. 腔道大出血
E. 小血管通透性增加，大量血浆外渗

30. 丙型肝炎病毒（HCV）感染的主要传播途径是
A. 粪-口传播
B. 输血
C. 集体预防接种
D. 母婴垂直传播
E. 生活密切接触

31. 重型肝炎的特征性表现是
A. 血清转氨酶水平明显升高
B. 肝脾大
C. 精神神经症状
D. 肝区疼痛明显
E. 黄疸明显

32. 流行性感冒传染性最强的时期是
A. 潜伏期
B. 发病 3 日内
C. 发病 1 周内
D. 发病 10 日内
E. 全病程

33. AIDS 急性感染期最常见的表现是
A. 发热
B. 头痛
C. 腹泻
D. 皮疹
E. 淋巴结肿大

34. 邪热入营的清营汤证“反不渴”是因为
A. 邪热不甚
B. 兼有痰邪
C. 兼有瘀血
D. 邪热蒸腾营阴上泛
E. 热扰心神而不觉

35. 属于感染性发热的疾病是
A. 肝癌
B. 斑疹伤寒
C. 白血病
D. 风湿热
E. 广泛性皮炎

36. 昏睡的主要临床表现是
A. 呼唤和推动身体不能使其清醒
B. 对强烈疼痛刺激可唤醒
C. 角膜、对光反射消失
D. 腱反射消失
E. 能正确回答问题

37. 典型心绞痛的疼痛性质是
A. 灼痛
B. 刺痛
C. 闷痛
D. 压榨样痛
E. 酸痛

38. 夜间阵发性呼吸困难发作的原因主要是
A. 迷走神经兴奋性增高
B. 呼吸中枢被抑制
C. 代谢性酸中毒
D. 压力感受器受刺激

E. 肺通气、换气功能不良

39. 下列各项中，不属于门静脉高压症表现的是
A. 腹水
B. 脾大
C. 肝大
D. 痔核形成
E. 食管-胃底静脉曲张

40. 长期服用肾上腺糖皮质激素的患者会出现的面容是
A. 黏液性水肿病容
B. 满月面容
C. 二尖瓣面容
D. 无欲貌
E. 苦笑面容

41. 下列不是干啰音特点的是
A. 呼吸音之外的附加声音
B. 呼气时明显
C. 持续时间较长
D. 性质和部位固定不变
E. 音调较高

42. 胃泡鼓音区明显缩小或消失见于
A. 肝右叶肿大
B. 脾明显肿大
C. 胰腺肿大
D. 膀胱胀大
E. 卵巢囊肿

43. 慢性阻塞性肺气肿不会出现的体征是
A. 桶状胸
B. 触觉语颤减弱
C. 肺下界下移
D. 肺下界移动度减小
E. 吸气期明显延长

44. 心房颤动可出现的体征是
A. 奇脉
B. 重搏脉
C. 交替脉
D. 水冲脉
E. 短绌脉

45. 单纯二尖瓣狭窄时，第一心音亢进的原因是
A. 心脏收缩时，二尖瓣前叶处于低位置
B. 二尖瓣及腱索增厚
C. 心脏收缩时，二尖瓣后叶关闭延迟
D. 心肌收缩力提高
E. 心室收缩时间延长

46. 血肌酐（Scr）测定反映的功能是
A. 肾小球滤过功能
B. 肾小管排泌功能
C. 肾小管重吸收功能
D. 肾调节水液平衡功能
E. 肾调节酸碱平衡功能

47. 人糖化血红蛋白 A1c（GHbA1c）可反映平均血糖水平的时间是
A. 1～2 周
B. 2～4 周
C. 4～6 周
D. 6～8 周
E. 8～12 周

48. 检查共济运动不包括
A. 拉塞格征
B. 指指试验

C. 指鼻试验
D. 龙贝格征
E. 轮替动作

49. 支气管扩张的典型症状是
A. 发热、盗汗
B. 消瘦、贫血
C. 痰中带血
D. 痰多、味臭
E. 慢性咳嗽、咳脓性痰

50. 阻塞性黄疸的主要特点是
A. 血中非结合胆红素增高
B. 血中两种胆红素均增高
C. 血中结合胆红素增高
D. 尿胆红素阴性
E. 尿胆原阳性

51. 下列各项中，属于麻痹性肠梗阻表现的是
A. 腹部胀痛
B. 腹部绞痛
C. 肠型及蠕动波
D. 肠鸣音呈金属音调
E. 频繁排气、排便

52. 黄疸深，恶心呕吐重，肝小，伴有昏迷、抽搐，有明显“胆酶分离”现象。应考虑的疾病是
A. 急性病毒性肝炎
B. 肝硬化
C. 胰头癌
D. 急性重型肝炎
E. 肝癌

53. 触诊肠管或索条状包块最适用的方法是
A. 浅部滑行触诊法
B. 深部滑行触诊法
C. 深压触诊法
D. 双手触诊法
E. 冲击触诊法

54. 肝硬化腹壁静脉曲张时，其血管杂音常可被闻及的部位是
A. 上腹部
B. 下腹部
C. 右侧腹部
D. 左侧腹部
E. 右肋缘下

55. 震颤麻痹患者不随意运动的特点是
A. 静止性震颤
B. 动作性震颤
C. 细微震颤
D. 扑翼样震颤
E. 老年性震颤

56. 引起红细胞病理性绝对性增多的疾病是
A. 系统性红斑狼疮
B. 大面积烧伤
C. 肺源性心脏病
D. 脾功能亢进
E. 严重腹泻

57. 胸部肿块的 X 线平片检查方法是
A. 胸部正位片
B. 胸部双斜位片
C. 胸部前弓位片
D. 胸部侧位片
E. 胸部正侧位片

58. 可见匙状甲的疾病是
A. 发绀型先天性心脏病
B. 缺铁性贫血
C. 支气管扩张
D. 肝硬化
E. 先天畸形

59. 一度房室传导阻滞的心电图改变是
A. PR 间期<0. 21 秒
B. PR 间期逐渐延长
C. P 波增宽≥0. 12 秒
D. QRS 增宽≥0. 12 秒
E. PR 间期>0. 20 秒

60. 鉴别胸膜摩擦音和心包摩擦音主要依靠
A. 声音发出的部位
B. 声音粗糙的程度
C. 屏住呼吸看声音是否存在
D. 声音持续的时间长短
E. 伴有啰音还是杂音

61. 肢体可做水平移动但不能抬起，此时的肌力为
A. 1 级
B. 2 级
C. 3 级
D. 4 级
E. 5 级

62. 急性溶血可引起的尿液改变是
A. 乳糜尿
B. 血红蛋白尿
C. 胆红素尿
D. 脓尿
E. 血尿

63. 某肺叶发生肺不张时，典型的 X 线表现是
A. 中等密度，边界不清的云絮状阴影
B. 密度增高，边缘清楚，呈散在小花朵状阴影
C. 密度增高，边缘锐利的粗乱的线条状阴影
D. 斑点状或小块状密度甚高的致密阴影
E. 三角形密度均匀增高的片状阴影

64. 下列各项中，可出现脉压减小的是
A. 主动脉瓣关闭不全
B. 缩窄性心包炎
C. 动脉导管未闭
D. 甲状腺功能亢进症
E. 严重贫血

65. 霍乱的治疗过程中，首选的抗生素为
A. 氯霉素
B. 多西环素
C. 四环素
D. 氨苄西林
E. 卡那霉素

66. 蜘蛛痣罕见发生的部位是
A. 面颊部
B. 手背
C. 前胸
D. 上臂
E. 下肢

67. 下列属于既往史的是
A. 月经情况
B. 生育情况
C. 冶游史
D. 家族遗传病史

E. 过敏史

68. 医院以医学人道主义精神服务于人类社会，主要表现为
A. 经济效益
B. 社会效益
C. 功利并重
D. 功利主义
E. 优化效益

69. 下列医患关系中，属于技术关系的是
A. 医务人员对患者良好的服务态度
B. 医务人员对患者高度的责任心
C. 医务人员对患者的同情和尊重
D. 医务人员以精湛医术为患者服务
E. 患者对医务人员的尊重

70. 下述内容不属于临床道德原则的是
A. 知情同意原则
B. 身心统一原则
C. 最优化原则
D. 保密原则
E. 生命价值原则

71. 医德评价应坚持依据的辩证统一是指
A. 动机与目的、效果与手段的统一
B. 动机与效果、目的与手段的统一
C. 动机与手段、目的与效果的统一
D. 目的与效果、目的与手段的统一
E. 目的与动机、动机与效果的统一

72. 医学伦理学目前我国主要的研究方向是
A. 研究道德问题
B. 研究医学实践中的道德问题
C. 关于道德的学说和体系
D. 生命伦理学发作的新阶段
E. 临床医学问题

A_2 型选择题

答 题 说 明

每一道考题是以一个小案例出现的，其下面都有 A、B、C、D、E 五个备选答案。请从中选择一个最佳答案。

73. 患者，女，70 岁。血压 210/96mmHg，伴有气促及下肢水肿，心率 110 次/分。下列降压药物效果最好的是
A. 硝苯地平
B. 美托洛尔
C. 卡托普利
D. 氢氟噻嗪
E. 哌唑嗪

74. 患者，男，32 岁。邪闭心包，神昏舌短，内窍不通，饮不解渴。治宜选用
A. 安宫牛黄丸
B. 犀角地黄汤
C. 增液承气汤
D. 羚角钩藤汤加紫雪丹
E. 牛黄承气汤

75. 患者，男，65 岁。临床诊断为急性心肌

梗死，入院第2天出现三度房室传导阻滞。最恰当的治疗措施是
A. 静脉注射阿托品
B. 静脉注射异丙肾上腺素
C. 口服阿托品
D. 安装临时心脏起搏器
E. 安装永久性心脏起搏器

76. 患者，男，24岁。心悸、气促10年，常有咯血。梨形心，心尖区舒张期隆隆样杂音，P_2亢进，S_1亢进，有开瓣音。首选的治疗方法是
A. 瓣膜置换术
B. 阿托品
C. 毛花苷C
D. 垂体后叶素
E. 二尖瓣单纯分离术

77. 患者，女，30岁。大逆上气，咽喉不利，选方麦门冬汤中麦冬和半夏的用药比例为
A. 1∶7
B. 1∶2
C. 5∶1
D. 7∶1
E. 2∶1

78. 患者，男，38岁。呕而肠鸣，心下痞。治宜选用
A. 半夏厚朴汤
B. 厚朴温中汤
C. 半夏泻心汤
D. 厚朴七物汤
E. 苏子降气汤

79. 患者，男，56岁。身体重，腰中冷，如坐水中，小便自利不渴，饮食如故，身劳汗出，衣里冷湿，腰以下冷痛，腹重如带五千钱。治宜选用
A. 甘姜苓术汤
B. 六味地黄丸
C. 五子衍宗丸
D. 身痛逐瘀汤
E. 加味四妙散

80. 患者，男，20岁。接触花粉后，突然鼻痒，打喷嚏，继之出现带哮鸣音的呼气性呼吸困难，喉中发出哮鸣音。应考虑的诊断是
A. 慢性支气管炎
B. 心源性哮喘
C. 过敏性鼻炎
D. 支气管哮喘
E. 支气管扩张

81. 患者，男，23岁。高热、胸痛、咳嗽、咳痰，经检查诊断为肺炎链球菌肺炎。治疗应首选的药物是
A. 青霉素
B. 红霉素
C. 甲硝唑
D. 氧氟沙星
E. 头孢唑啉钠

82. 患者，女，34岁。心下有痰饮，胸胁支满，目眩。治宜选用
A. 肾气丸
B. 苓桂术甘汤
C. 小半夏加茯苓汤
D. 小青龙汤
E. 泽泻汤

83. 患者，女，32 岁。小便不利，四肢沉重疼痛，头眩，心悸，腹痛，便溏，舌淡有齿痕，苔白腻，脉沉。治宜选用
A. 五苓散
B. 真武汤
C. 柴胡桂枝干姜汤
D. 苓桂术甘汤
E. 猪苓汤

84. 患者，女，57 岁。心下不适，按之则痛，舌红，苔黄厚而腻，脉浮滑。治宜选用
A. 小陷胸汤
B. 大陷胸汤
C. 大柴胡汤
D. 大黄黄连泻心汤
E. 半夏泻心汤

85. 患者，男，27 岁。恶寒重，发热轻，头痛，鼻塞流清涕，周身酸楚疼痛，舌苔薄白而润，脉浮紧。治宜选用
A. 三拗汤
B. 藿香正气散
C. 小青龙汤
D. 荆防败毒散
E. 新加香薷饮

86. 患者，男，48 岁。喘息咳唾，胸背痛，短气，右脉沉迟，左脉弦急。治宜选用
A. 瓜蒌薤白半夏汤
B. 瓜蒌薤白白酒汤
C. 橘枳姜汤
D. 桂枝生姜枳实汤
E. 枳实薤白桂枝汤

87. 患者，男，56 岁。凌晨因关节疼痛惊醒，疼痛呈进行性加重，剧痛，如刀割样，伴有发热、头痛、恶心、心悸、寒战。血尿酸 430μmol/L。最可能的诊断为
A. 类风湿关节炎
B. 化脓性关节炎
C. 创伤性关节炎
D. 痛风
E. 高尿酸血症

88. 患者，男，73 岁。既往有慢性肺心病病史 22 年，近日受凉后出现端坐呼吸、胸闷、气促伴有咳嗽、咳痰。下列体征中，最有助于右心衰竭诊断的是
A. 心率 121 次/分
B. 交替脉
C. 颈静脉怒张
D. 双肺底小水泡音
E. 心尖区舒张期奔马律

89. 患者，女，60 岁。因心前区疼痛 6 小时入院。心电图示Ⅱ、Ⅲ、aVF 导联出现异常 Q 波伴有 ST 段抬高。心肌酶肌酸激酶（CK）明显升高。最可能的诊断是
A. 右心室心肌梗死
B. 急性下壁心肌梗死
C. 心内膜下心肌梗死
D. 心绞痛
E. 急性前壁心肌梗死

90. 患者，男，50 岁。反复上腹痛 2 年，多发生于饥饿时。1 个月来上腹胀满不适，餐后加重，伴有明显反酸、恶心呕吐。查体：腹部可见蠕动波，触之有振水音。最可能的诊断是

A. 十二指肠球部溃疡并幽门梗阻
B. 胃体溃疡并幽门梗阻
C. 慢性胃体炎并幽门梗阻
D. 慢性胃窦炎并幽门梗阻
E. 胃角溃疡并幽门梗阻

91. 患者，男，40 岁。湿热证，恶寒发热，身重，关节疼痛，湿在肌肉，不为汗解。治宜选用
A. 滑石、大豆黄卷、茯苓皮、苍术皮、白芍、鲜荷叶、白通草、桔梗
B. 滑石、大豆黄卷、茯苓皮、苍术皮、连翘、佩兰、白通草、桔梗
C. 滑石、佩兰、茯苓皮、苍术皮、藿香叶、竹茹、白通草、桔梗
D. 板蓝根、大豆黄卷、茯苓皮、苍术皮、白芍、鲜荷叶、白通草、桔梗
E. 滑石、大豆黄卷、茯苓皮、苍术皮、藿香叶、鲜荷叶、白通草、桔梗

A_3 型选择题

答 题 说 明

以下提供若干个案例，每个案例下设三道考题。请根据题干所提供的信息，在每一道考题下面的 A、B、C、D、E 五个备选答案中选择一个最佳答案。

（92 ~ 94 题共用题干）

患者，男，50 岁。咳嗽、咳痰 10 余年，每年持续 3 个月以上，活动后气急 2 年，病情加重 3 日，呼吸困难。查体：双肺叩诊过清音，听诊可闻及干湿啰音。

92. 该患者的诊断应首先考虑
A. 慢性支气管炎急性加重期
B. 慢性阻塞性肺疾病急性加重期
C. 支气管哮喘急性发作期
D. 慢性支气管炎缓解期
E. 慢性阻塞性肺疾病缓解期

93. 为明确诊断应做的检查是
A. 胸部 X 线摄片
B. 痰细菌学检查
C. 肺功能测定
D. 血常规检查
E. 血肝、肾功能检查

94. 该患者主要的治疗措施是
A. 应用抗生素
B. 应用祛痰镇咳药
C. 吸氧
D. 雾化吸入
E. 应用 β_2 受体激动药

（95 ~ 97 题共用题干）

患者，男，40 岁。中上腹部饥饿性隐痛反复发作 10 年，伴有反酸、嗳气，进食和服用抑酸药后可缓解。

95. 该患者最可能的诊断是
A. 胃癌
B. 胰腺癌
C. 消化性溃疡
D. 慢性胆囊炎
E. 慢性胰腺炎

96. 患者4小时前突然出现中上腹部剧痛，且腹痛持续存在。可能发生的并发症是
A. 急性胰腺炎并出血坏死
B. 胰腺癌并肠梗阻
C. 胃癌并幽门梗阻
D. 消化性溃疡并急性穿孔
E. 急性胆囊炎并胆汁性腹膜炎

97. 如进行腹部检查，最具诊断价值的体征是
A. 腹肌紧张
B. 腹壁柔韧感
C. 肠鸣音亢进
D. 肝浊音界消失或缩小
E. 墨菲征阳性

（98～100题共用题干）

患者，女，25岁。心悸、盗汗、易怒1年，伴有饮食量增加、消瘦。查体：血压110/80mmHg，重度突眼，甲状腺弥漫性肿大，深入胸骨后上纵隔内，心率116次/分。测血T_3、T_4值高于参考值上限1倍。

98. 该患者的诊断是
A. Graves病
B. 高功能腺瘤
C. 结节性甲状腺肿
D. 亚急性甲状腺炎
E. 慢性淋巴细胞性甲状腺炎

99. 对该患者应尽早手术治疗，其适应证是
A. TSH增高
B. T_3、T_4值显著升高
C. 甲状腺弥漫性肿大
D. 甲状腺位于胸骨后
E. 重度眼突

100. 该患者术前最适合的药物准备是
A. 丙硫氧嘧啶
B. 碘剂
C. 抗甲状腺药+碘剂
D. 抗甲状腺药+普萘洛尔
E. 普萘洛尔

（101～103题共用题干）

患者，男，20岁。因神志不清2小时入院，既往患1型糖尿病5年，长期皮下注射胰岛素，近3日因腹泻而停用。查体：血压70/50mmHg，心率130次/分，皮肤中度脱水征，呼吸深大，有烂苹果味。

101. 最可能的诊断是
A. 糖尿病非酮症高渗病昏迷
B. 糖尿病酮症酸中毒
C. 糖尿病乳酸性酸中毒
D. 低血糖昏迷
E. 感染性休克

102. 最可能与诊断无关的检查是
A. 血气分析
B. 血电解质测定
C. 血糖
D. 尿糖、尿酮
E. 血培养

103. 需立即采取的治疗措施是
A. 静脉滴注5%碳酸氢钠
B. 纠正电解质紊乱
C. 补液并恢复皮下注射胰岛素
D. 补液加有效的抗生素
E. 补液同时静脉滴注胰岛素

（104～106题共用题干）

患者，男，58岁。有高血压病史10

年，于用力排便时，突然出现剧烈头痛、呕吐、右侧肢体活动不利、失语，随即出现意识模糊，血压 210/120mmHg，右侧肢体瘫痪。

104. 最可能的诊断是
A. 蛛网膜下腔出血
B. 脑出血
C. 脑栓塞
D. 脑血栓形成
E. 短暂性脑缺血发作

105. 为明确诊断，应首选的检查是
A. 脑脊液检查
B. 头颅 CT
C. MRI
D. 头颅 X 线平片
E. 脑电图

106. 下列该患者的治疗中，不恰当的是
A. 20% 甘露醇快速静脉滴注
B. 控制血压在 140/90mmHg 左右
C. 保持呼吸道通畅
D. 保持安静
E. 防治感染

B_1 型选择题

答题说明

以下提供若干组考题，每组考题共用在考题前列出的 A、B、C、D、E 五个备选答案。请从中选择一个与问题关系最密切的答案。每个备选答案可能被选择一次、多次或不被选择。

（107 ~ 108 题共用备选答案）
A. 诸湿肿满
B. 诸禁鼓栗，如丧神守
C. 诸风掉眩
D. 诸病有声，鼓之如鼓
E. 诸病水液，澄澈清冷

107. 《素问 · 至真要大论》中，属于寒的是
108. 《素问 · 至真要大论》中，属于火的是

（109 ~ 110 题共用备选答案）
A. 脑血栓形成
B. 脑出血
C. 蛛网膜下腔出血
D. 脑栓塞
E. 脑膜炎

109. 患者，男，41 岁。2 小时前突然出现剧烈头痛，伴有呕吐，四肢活动好，体温正常，克尼格征阳性。可诊断为
110. 患者，男，61 岁。3 日前睡觉醒后发现视野范围缩小。神志清楚，血压正常，心脏正常，右侧同向性偏盲，言语正常，肢体肌力正常，感觉正常。可诊断为

（111 ~ 112 题共用备选答案）
A. 二甲双胍
B. 格列本脲
C. 阿卡波糖
D. 吡格列酮

E. 瑞格列奈

111. 应于进餐时服用的降糖药是

112. 应于餐前半小时服用的降糖药是

（113～114 题共用备选答案）

A. 支气管哮喘

B. COPD

C. 支气管扩张

D. 原发性肺泡通气不足

E. 慢性高原病

113. 慢性肺心病常见的病因是

114. 大咯血常见的病因是

（115～116 题共用备选答案）

A. 铁锈色痰

B. 粉红色乳样或脓性痰

C. 大量脓臭痰

D. 粉红色泡沫样痰

E. 红棕色胶冻样痰

115. 肺炎链球菌肺炎的特征性痰液是

116. 急性肺脓肿的典型痰液是

（117～118 题共用备选答案）

A. 高侧壁心肌梗死

B. 前壁心肌梗死

C. 前侧壁心肌梗死

D. 内膜下心肌梗死

E. 下壁心肌梗死

117. 三度房室传导阻滞多见于

118. 窦性心动过缓多见于

（119～120 题共用备选答案）

A. 氨苄西林

B. 乳果糖

C. 谷氨酸钠

D. 左旋多巴

E. 维生素 K

119. 治疗肝性脑病抑制肠道细菌减少产氨的药物是

120. 治疗肝性脑病降低血氨的药物是

（121～122 题共用备选答案）

A. H_1N_1

B. H_3N_3

C. H_5N_1

D. H_7N_7

E. H_9N_2

121. 致病力最强的人高致病性禽流感病毒亚型是

122. 曾引起流感大流行的流感病毒亚型是

（123～124 题共用备选答案）

A. 黏液便

B. 水样便

C. 蛋花样便

D. 豆渣样便

E. 果酱样大便

123. 霍乱多见

124. 细菌性痢疾多见

（125～126 题共用备选答案）

A. 变质性炎

B. 化脓性炎

C. 增生性炎

D. 出血性炎

E. 假膜性炎

125. 流行性脑脊髓膜炎的病理变化为

126. 流行性乙型脑炎的病理变化为

（127～128 题共用备选答案）

A. 痢疾志贺菌

B. 福氏志贺菌

C. 宋内志贺菌
D. 鲍氏志贺菌
E. 舒氏志贺菌
127. 感染后病情最重的痢疾杆菌是
128. 感染后病情较轻的痢疾杆菌是

(129 ~ 130 题共用备选答案)
A. 左侧卧位
B. 右侧卧位
C. 坐位体前倾
D. 仰卧位深吸气
E. 俯卧位
129. 听诊二尖瓣狭窄的舒张期杂音时应选取的体位是
130. 听诊主动脉瓣关闭不全的舒张期杂音时应选取的体位是

(131 ~ 132 题共用备选答案)
A. 透明管型
B. 蜡样管型
C. 白细胞管型
D. 红细胞管型
E. 脂肪管型
131. 提示肾小管病变严重的管型是
132. 间质性肾炎患者尿中常出现的管型是

(133 ~ 134 题共用备选答案)
A. 冻状便
B. 灰白色便
C. 绿色便
D. 鲜血便
E. 暗红色果酱样便
133. 阻塞性黄疸患者大便的性状是
134. 阿米巴痢疾患者大便的性状是

(135 ~ 136 题共用备选答案)
A. 胃肠胀气
B. 急性肝炎
C. 急性胃肠道穿孔
D. 右下肺不张
E. 肺气肿
135. 肝浊音界消失见于
136. 肝浊音界上移见于

(137 ~ 138 题共用备选答案)
A. 腹部胀痛
B. 转移性右下腹痛
C. 持续性、广泛性剧烈腹痛伴有板状腹
D. 右上腹剧烈绞痛
E. 周期性、节律性上腹隐痛
137. 急性阑尾炎的腹痛特点是
138. 急性弥漫性腹膜炎的腹痛特点是

(139 ~ 140 题共用备选答案)
A. 滑石、大豆黄卷、茯苓皮、藿香叶、鲜荷叶、白通草、桔梗等味
B. 柴胡、厚朴、草果、藿香、苍术、半夏、干菖蒲、六一散等味
C. 藿香、香薷、羌活、苍术皮、薄荷、牛蒡子等味
D. 藿香叶、薄荷叶、鲜荷叶、枇杷叶、佩兰叶、芦尖、冬瓜仁等味
E. 蔻仁、半夏、干菖蒲、大豆黄卷、连翘、绿豆衣、六一散等味
139. 湿热证，数日后脘中微闷，知饥不食，治宜选用
140. 湿热证，寒热如疟，湿热阻遏膜原，治宜选用

（141～142 题共用备选答案）

A. 右锁骨中线与肋缘交界处

B. 脐与髂前上棘连线的中外 1/3 交界处

C. 脐水平线上腹直肌外缘

D. 髂前上棘水平腹直肌外缘

E. 第 12 肋与腰肌外缘交角的顶点

141. 胆囊点位于

142. 上输尿管压痛点位于

（143～144 题共用备选答案）

A. 巨幼细胞贫血

B. 缺铁性贫血

C. 再生障碍性贫血

D. 溶血性贫血

E. 失血性贫血

143. 维生素 B_{12} 或叶酸缺乏引起的贫血是

144. 红细胞破坏过多引起的贫血是

（145～146 题共用备选答案）

A. 上消化道钡餐造影

B. 小肠导管造影

C. 钡剂灌肠

D. 腹部立位平片

E. 光学相干断层扫描

145. 胃肠道穿孔应做的检查是

146. 小肠梗阻应做的检查是

（147～148 题共用备选答案）

A. 医师为患者选用疗效相当但价格低廉的药物

B. 医师为患者提供完全、真实的信息，供其选择表态

C. 医师使用艾滋病患者病情资料时，应做隐去姓名等处理

D. 医师诊断时应考虑患者的各方面因素

E. 医师治疗时应努力使患者受益

147. 最能体现无伤原则的是

148. 最能体现知情同意准则的是

（149～150 题共用备选答案）

A. 代理同意

B. 知情同意

C. 不同意

D. 诱导同意

E. 有效同意

149. 在临床医学研究前，对有行为能力的患者要获得本人的同意，属于

150. 在临床医学研究前，对无行为能力的患者要获得其家属的同意，属于

第二单元参考答案

1. B	2. C	3. E	4. B	5. B	6. E	7. C	8. D	9. A	10. A
11. B	12. C	13. E	14. C	15. A	16. B	17. B	18. B	19. A	20. A
21. D	22. A	23. E	24. C	25. E	26. C	27. D	28. A	29. E	30. B
31. C	32. C	33. B	34. C	35. B	36. B	37. D	38. A	39. C	40. B
41. D	42. B	43. E	44. E	45. A	46. A	47. E	48. A	49. E	50. C
51. A	52. D	53. A	54. A	55. A	56. C	57. E	58. B	59. E	60. C
61. B	62. B	63. E	64. B	65. B	66. E	67. E	68. B	69. D	70. B

71. B	72. B	73. C	74. E	75. D	76. E	77. A	78. C	79. A	80. D
81. A	82. B	83. B	84. A	85. D	86. B	87. D	88. C	89. B	90. A
91. E	92. B	93. C	94. A	95. C	96. D	97. D	98. A	99. D	100. C
101. B	102. E	103. E	104. B	105. B	106. B	107. E	108. B	109. C	110. A
111. C	112. B	113. B	114. C	115. A	116. C	117. E	118. E	119. A	120. C
121. C	122. A	123. B	124. A	125. B	126. A	127. A	128. C	129. A	130. C
131. B	132. C	133. B	134. E	135. C	136. D	137. B	138. C	139. D	140. B
141. A	142. C	143. A	144. D	145. D	146. D	147. A	148. B	149. B	150. A

140-3

2024 全国中医执业医师资格考试模拟试卷（三）

（医学综合笔试部分）

第三单元

考试日期：20××年×月×日

考试时间：9：00～11：00

考生姓名：________

准考证号：________

考 场 号：________

中国协和医科大学出版社

北 京

A_1 型选择题

答题说明

每一道考题下面有 A、B、C、D、E 五个备选答案，请从中选择一个最佳答案。

1. 胸痹的辨证中，应首辨的要点是
A. 标本虚实
B. 病情轻重
C. 寒热虚实
D. 脉象变化
E. 外感内伤

2. 治疗中风风阳上扰证，应首选的方剂是
A. 补阳还五汤
B. 血府逐瘀汤
C. 天麻钩藤饮
D. 地黄饮
E. 牵正散

3. 治疗瘀血腰痛，应首选的方剂是
A. 身痛逐瘀汤
B. 独活寄生汤
C. 甘姜苓术汤
D. 人参养荣汤
E. 血府逐瘀汤

4. 水肿发病涉及的脏腑是
A. 心、肝、脾
B. 肝、脾、肾
C. 肺、脾、肾
D. 脾、肾、心
E. 肾、心、肺

5. 胁痛的病理特点是
A. 肝胃不和，胃气郁滞
B. 肝气郁结，胃失和降
C. 肝胆湿热，络脉不和
D. 饮停胁下，肝肺失司
E. 肝失疏泄，络脉不和

6. 下列为胃热炽盛型鼻衄之主证的是
A. 头痛眩晕
B. 目赤
C. 烦躁易怒
D. 脉弦数
E. 口干臭秽

7. 下列各项中，不属于胃痛诱因的是
A. 天气变化
B. 过度劳累
C. 情志不畅
D. 进食生冷干硬辛辣醇酒
E. 进食海鲜

8. 厥证的主要治疗原则是
A. 开窍化痰
B. 回阳救逆
C. 醒神回厥
D. 开窍辟秽
E. 益气回阳

9. 治疗噎膈气虚阳微证，应首选的方剂是
A. 启膈散
B. 通幽汤
C. 沙参麦冬汤
D. 补气运脾汤
E. 玉枢丹

10. 郁证的病位多在
A. 心、脾、胃
B. 肝、脾、胃
C. 肝、脾、肾
D. 肝、胃、肾
E. 心、肝、脾

11. 下列内伤头痛的诊断要点，错误的是
A. 痛势较缓
B. 起病较缓
C. 痛无休止
D. 多表现为隐痛、空痛、昏痛
E. 劳累痛甚

12. 痴呆与健忘的鉴别关键是痴呆有
A. 善忘前事
B. 沉默寡言
C. 善忘后事
D. 神志障碍
E. 表情呆滞

13. 臌胀的主症是
A. 全身水肿
B. 单腹胀大
C. 下肢水肿
D. 头面部、四肢水肿
E. 腹壁青筋暴露

14. 泄泻的病理因素主要是
A. 湿
B. 虚火
C. 痰
D. 风邪
E. 寒邪

15. 下列胃火上逆型呃逆的主症应除外
A. 呃逆连声，胸胁胀闷
B. 呃声洪亮，冲逆而出
C. 口臭烦渴，喜冷饮
D. 小便短赤，大便秘结
E. 舌苔黄，脉滑数

16. 呕吐的发病机制是
A. 中焦气机不利，脾胃升降失职
B. 胃气阻滞，胃失和降，不通则痛
C. 胃失和降，膈间气机不利
D. 胃失和降，胃气上逆
E. 痰饮内停，中阳不振，胃气上逆

17. 中风的病理因素是
A. 风、火、气、瘀
B. 火、湿、痰、瘀
C. 风、火、痰、瘀
D. 痰、气、火、瘀
E. 风、痰、湿、瘀

18. 手足软弱无力，行动不灵而无痛者为
A. 痫病
B. 偏枯
C. 痿证
D. 痹证
E. 偏瘫

19. 治疗感冒暑湿伤表证，应首选的方剂是
A. 荆防败毒散
B. 银翘散
C. 新加香薷饮
D. 参苏饮
E. 加减葳蕤汤

20. 治疗癫证痰气郁结证，应首选的方剂是
A. 逍遥散合顺气导痰汤
B. 半夏厚朴汤
C. 养心汤合越鞠丸
D. 苏合香丸
E. 控涎丹

21. 噎膈的病理因素主要是
A. 气、湿、痰
B. 痰、湿、瘀
C. 气、火、瘀
D. 气、痰、瘀
E. 风、火、痰

22. 下列不属于寒湿阻遏型黄疸主症的是
A. 黄色晦暗
B. 大便不实，脘闷腹胀
C. 食少纳呆，神疲畏寒
D. 舌质淡，苔白腻
E. 脉弦

23. 水肿风水相搏证，其病位在
A. 心
B. 肺
C. 肝
D. 脾
E. 肾

24. 手足三阳经在四肢的分布规律是
A. 太阳在前，少阳在中，阳明在后
B. 太阳在前，阳明在中，少阳在后
C. 阳明在前，太阳在中，少阳在后
D. 阳明在前，少阳在中，太阳在后
E. 少阳在前，阳明在中，太阳在后

25. 一般临床取穴，肩胛骨下角相当于
A. 第 7 胸椎
B. 第 12 胸椎
C. 第 2 腰椎
D. 第 4 腰椎
E. 第 8 胸椎

26. 耳后两乳突之间的骨度分寸是
A. 4 寸
B. 6 寸
C. 8 寸
D. 9 寸
E. 12 寸

27. 下列有关风府穴针刺操作的叙述，正确的是
A. 正坐位，头微后倾，项部放松
B. 向下颌方向缓慢刺入 0.5 ~ 1.0 寸
C. 向鼻尖方向缓慢刺入 0.5 ~ 1.0 寸
D. 向上缓慢刺入 0.5 ~ 1.0 寸
E. 向上缓慢刺入 1.0 ~ 1.5 寸

28. 既治疗咳嗽、气喘，又治疗头项疾病的腧穴是
A. 中府
B. 尺泽
C. 列缺
D. 太渊
E. 少商

29. 下列腧穴中，治疗汗证首选的是
A. 复溜
B. 然谷
C. 太溪
D. 阴谷
E. 大钟

30. 下列腧穴中，常用于治疗呃逆的是
A. 睛明
B. 攒竹
C. 承泣
D. 四白
E. 印堂

31. 在腹部，脐中旁开 0.5 寸的腧穴是
A. 膏肓
B. 气海
C. 大横

D. 肓俞
E. 天枢

32. 下列病证中，不宜用三棱针治疗的是
A. 高热惊厥
B. 中风脱证
C. 中暑昏迷
D. 急性腰扭伤
E. 喉蛾

33. 下列不属于曲泽穴主治病证的是
A. 心痛、善惊
B. 胃痛、呕血
C. 咳嗽、胸满
D. 暑热病
E. 肘臂挛痛

34. 下列腧穴中，有通乳作用的是
A. 少府
B. 少泽
C. 少冲
D. 少商
E. 少海

35. “循喉咙之后，上入颃颡，连目系，上出额”的经脉是
A. 足厥阴肝经
B. 手太阴肺经
C. 足阳明胃经
D. 手阳明大肠经
E. 手少阴心经

36. 治疗热证、实证、瘀血证时宜选用的拔罐法是
A. 闪罐法
B. 留罐法
C. 走罐法
D. 留针拔罐法
E. 刺血拔罐法

37. 治疗小儿多动症的主穴，除印堂、四神聪外，还包括
A. 中脘、风池、神门、足三里
B. 太溪、风池、神门、内关
C. 关元、中极、膀胱俞、三阴交
D. 太冲、太溪、心俞、三阴交
E. 心俞、脾俞、照海、太溪

38. 下列各项中，属于表里经配穴的是
A. 咳嗽取尺泽、鱼际
B. 感冒取列缺、合谷
C. 膝痛取阳陵泉、阴陵泉
D. 胃痛取中脘、内庭
E. 痛经取地机、隐白

39. 治疗肝阳上亢头痛应配用的是
A. 风门、列缺
B. 太溪、太冲
C. 中脘、丰隆
D. 血海、膈俞
E. 印堂、内庭

40. 治疗眩晕实证的主穴是
A. 风池、百会、太阳、列缺
B. 风池、头维、太阳、百会
C. 风池、百会、内关、太冲
D. 风池、百会、肝俞、肾俞
E. 百会、内关、后溪、水沟

41. 治疗饮食伤胃型胃痛，除主穴外，还应加用
A. 三阴交、内庭
B. 膈俞、三阴交
C. 胃俞、脾俞
D. 天枢、梁门
E. 期门、太冲

42. 治疗便秘的主穴，除天枢外，还有
A. 神阙、足三里、公孙
B. 支沟、大肠俞、上巨虚
C. 上巨虚、阴陵泉、水分
D. 支沟、下脘、关元
E. 支沟、足三里、中脘

43. 治疗痛经，在下列穴位中应首选
A. 漏谷
B. 阳陵泉
C. 冲门
D. 地机
E. 公孙

44. 隔蒜灸的适应证是
A. 阳痿早泄
B. 呕吐腹痛
C. 未溃疮疡
D. 腹痛泄泻
E. 疮疡久溃

45. 治疗周围性面瘫，应选择的头穴线是
A. 顶颞前斜线
B. 顶颞后斜线
C. 顶旁 2 线
D. 颞前线
E. 颞后线

A_2 型选择题

答 题 说 明

每一道考题是以一个小案例出现的，其下面都有 A、B、C、D、E 五个备选答案。请从中选择一个最佳答案。

46. 患者，女，63 岁。咳嗽反复发作 6 个月，咳声重浊，痰多色白，痰出咳平，每于早晨咳甚痰多，胸闷脘痞，呕恶食少，舌苔白腻，脉濡滑。其证候诊断是
A. 肝火犯肺证
B. 痰湿蕴肺证
C. 痰热郁肺证
D. 肺阴亏耗证
E. 风热犯肺证

47. 患者，女，40 岁。平素胆小易惊，2 日前因受惊吓而心悸不宁，坐卧不安，不寐多梦，恶闻声响，食少纳呆，苔薄白，脉细弦。治疗应首选的方剂是
A. 安神定志丸
B. 归脾汤
C. 甘麦大枣汤
D. 黄连温胆汤
E. 酸枣仁汤

48. 患者，女，56 岁。冠心病病史 4 年。近日来心悸而痛，胸闷气短，动则更甚，自汗，面色苍白，四肢欠温，舌质淡胖，边有齿痕，苔白腻，脉沉细迟。其症候诊断是
A. 心悸心血不足证
B. 胸痹气阴两虚证
C. 胸痹心肾阳虚证
D. 心悸心阳不振证
E. 胸痹痰浊闭阻证

49. 患者，男，18 岁。近日天气炎热，调摄

不慎，出现头痛而胀，甚则头痛如裂，发热恶风，面红目赤，口渴欲饮，便秘溲黄，舌质红，苔黄，脉浮数。治疗应首选的方剂是
A. 川芎茶调散
B. 芎芷石膏汤
C. 羌活胜湿汤
D. 天麻钩藤饮
E. 银翘散

50. 患者，男，72 岁。5 年来时感眼前发黑，周围景物旋转，甚至无法站立，精神萎靡，腰酸膝软，两目干涩，耳鸣如蝉，舌红少苔，脉细数。其证候诊断是
A. 中风中经络之阴虚风动证
B. 眩晕气血亏虚证
C. 中风肝肾亏虚证
D. 眩晕肾精不足证
E. 厥证之血厥

51. 患者，男，52 岁。平素性急，时而头晕，有高血压史。今日中午突然昏仆，不省人事，牙关紧闭，两手握固，肢体强痉，面赤身热，苔黄腻，脉弦滑而数。治疗应首选的方剂是
A. 镇肝熄风汤
B. 桃仁承气汤
C. 羚角钩藤汤
D. 涤痰汤
E. 天麻钩藤饮

52. 患者，男，45 岁。反复胃脘疼痛 10 年，近 2 日胃脘疼痛似刀割，痛有定处，按之痛甚，痛时持久，食后加剧，入夜尤甚，黑便，舌质紫暗，脉涩。治疗应首选的方剂是
A. 血府逐瘀汤
B. 失笑散合丹参饮
C. 桃核承气汤
D. 身痛逐瘀汤
E. 复元活血汤

53. 患者，女，45 岁。久病崩漏，大便秘结，数日一行，面色无华，唇甲色淡，头晕心悸，舌淡，脉细。治疗应首选的方剂是
A. 麻子仁丸
B. 更衣丸
C. 归脾汤
D. 润肠丸
E. 五仁丸

54. 患者，男，62 岁。平素头晕耳鸣，腰膝酸软。今日突然发生口眼歪斜，言语不利，半身不遂，舌质红，苔腻，脉弦细数。其症候诊断是
A. 眩晕痰湿中阻证
B. 中风中脏腑脱证
C. 中风中经络风痰入络证
D. 眩晕肾精不足证
E. 中风中经络阴虚风动证

55. 患者，女，30 岁。2 日前出现腹痛泄泻，经治无效。现泄泻清稀，甚者如水样，腹痛肠鸣，脘闷纳少，苔薄白或白腻，脉濡数。其诊断是
A. 湿热泄泻
B. 寒湿泄泻
C. 食滞泄泻
D. 脾虚泄泻
E. 肾虚泄泻

56. 患者，男，39 岁。平素性情急躁。近期因郁怒不解诱发便秘，大便干燥，数日一行，心烦易怒，目赤口苦，舌质红，苔黄，脉弦数。治疗应首选的方剂是

A. 麻子仁丸
B. 更衣丸
C. 调胃承气汤
D. 六磨汤
E. 丹栀逍遥散

57. 患者，女，78岁。脘腹痞塞不舒，胸膈满闷，头晕目眩，身重困倦，呕恶纳呆，口淡不渴，舌苔白厚腻，脉沉滑。治疗应首选的方剂是
A. 保和丸
B. 泻心汤
C. 二陈平胃汤
D. 越鞠丸
E. 补中益气汤

58. 患者，女，45岁。黄疸消退后，脘腹痞闷，肢倦乏力，胁肋隐痛不适，饮食欠香，大便不调，舌苔薄白，脉细弦。其证候诊断是
A. 湿热留恋证
B. 脾虚湿滞证
C. 寒湿阻遏证
D. 气滞血瘀证
E. 肝脾不调证

59. 患者，男，60岁。腹大胀满，按之如囊裹水，胸脘胀闷，得热稍舒，精神困倦，怯寒懒动，大便稀溏，小便短少，舌苔白腻，脉缓。治疗应首选的方剂是
A. 胃苓汤
B. 实脾饮
C. 调营饮
D. 柴胡疏肝散
E. 中满分消丸

60. 患者，女，45岁。食不得下而复吐，甚至水饮难下，胸膈疼痛，固着不移，肌肤枯燥，面色晦滞，形体消瘦，舌质紫暗，脉细涩。其治法是
A. 滋阴养血，破结行瘀
B. 益气养阴，行气化痰
C. 养阴润燥，降气消导
D. 润燥行瘀，开郁化痰
E. 滋阴养血，散结化痰

61. 患者，男，65岁。因皮肤疮痍破溃而引发水肿，肿势自颜面渐及全身，小便不利，恶风发热，咽红，舌红苔薄黄，脉滑数。治疗应首选的方剂是
A. 越婢加术汤合桑白皮汤
B. 麻黄连翘赤小豆汤合五味消毒饮
C. 麻黄连翘赤小豆汤合五皮散
D. 麻黄连翘赤小豆汤合猪苓汤
E. 实脾饮合五味消毒饮

62. 患者，男，57岁。膏淋病久不已，反复发作，淋出如脂，涩痛不甚，形体日见消瘦，头晕无力，腰膝酸软，舌淡，苔腻，脉细无力。治疗应首选的方剂是
A. 金匮肾气丸
B. 七味都气丸
C. 补中益气汤
D. 程氏萆薢分清饮
E. 膏淋汤

63. 患者，女，56岁。长期患抑郁症，刻下见眩晕，心悸，少寐，心烦易怒，舌质红，苔少，脉弦细而数。治疗应首选的方剂是
A. 左归丸
B. 右归丸
C. 六味地黄丸
D. 滋水清肝饮
E. 归脾汤

64. 患者，男，16 岁。近期曾患感冒，已愈，昨日发现小便色红如洗肉水样，尿检红细胞高倍镜下满视野，伴有腰痛，心烦口渴，口舌生疮，舌红，脉数。治疗应首选的方剂是

A. 小蓟饮子
B. 知柏地黄丸
C. 茜根散
D. 无比山药丸
E. 六味地黄丸合二至丸

65. 患者，女，30 岁。低热，热势常随情绪波动而起伏，精神抑郁，胁肋胀满，烦躁易怒，口干而苦，纳食减少，舌红，苔黄，脉弦数。治疗应首选的方剂是

A. 三仁汤
B. 丹栀逍遥散
C. 血府逐瘀汤
D. 补中益气汤
E. 清骨散

66. 患者，男，65 岁。平素有咳喘宿疾。近 2 年汗出恶风，稍劳汗出尤甚，以头部出汗为主，易于感冒，体倦乏力，周身酸楚，面白少华，舌苔薄白，脉细弱。其治法是

A. 调和营卫
B. 益气固表
C. 清热养阴生津
D. 补血养心
E. 补益肺肾

67. 患者，男，50 岁。心悸、乏力 1 年，加重 3 日。症见心悸，乏力，健忘，失眠，多梦，纳呆，面色不华，大便稀溏，食后腹胀，舌质淡，脉细弱。治疗应首选的方剂是

A. 养心汤
B. 归脾汤
C. 四君子汤
D. 补中益气汤
E. 天王补心丹

68. 患者，女，72 岁。哮喘多年，喘促气短，动则喘甚，汗出肢冷，舌淡，脉沉细。治疗除手太阴经穴外，还应选取

A. 足太阴、任脉穴
B. 足太阴、足少阴经穴
C. 足厥阴、督脉穴
D. 足少阴、背俞穴
E. 足少阴、督脉穴

69. 患者，女，34 岁。胃脘疼痛，或隐痛或胀痛或刺痛。治疗应选取的腧穴是

A. 胃俞、脾俞、太冲
B. 期门、阳陵泉、中脘
C. 三阴交、膈俞、中脘
D. 足三里、内关、中脘
E. 合谷、太冲、中脘

70. 患者，女，41 岁。经常寐而易醒，伴有心悸健忘，面色无华，纳差倦怠，舌淡，脉细弱。治疗除选取主穴外，还应加取

A. 行间、侠溪
B. 心俞、脾俞
C. 心俞、胆俞
D. 太溪、肾俞
E. 足三里、内关

71. 患者，女，64 岁。耳中如蝉鸣 4 年，时作时止，劳累则加剧，按之鸣声减弱。治疗应首选

A. 太阳、听会、角孙
B. 丘墟、足窍阴、外关
C. 太阳、听会、合谷

D. 听会、侠溪、中渚
E. 太溪、照海、听宫

72. 患者，男，43 岁。两耳轰鸣，按之不减，听力减退，兼见烦躁易怒，咽干，便秘，脉弦。治疗应首选
A. 手、足太阴经穴
B. 手、足少阴经穴
C. 手、足少阳经穴
D. 手阳明经穴
E. 足太阳经穴

73. 患者，女，30 岁。产后 1 周，乳汁不足，两乳不胀，兼见面色苍白，气短乏力，唇爪无华，舌质淡，脉细。若用针灸通乳，除局部选穴外，还应选取
A. 足太阴脾经穴
B. 足阳明胃经穴
C. 足厥阴肝经穴
D. 手阳明大肠经穴
E. 手少阳三焦经穴

74. 患者，男，50 岁。多饮、多食、多尿数年，现以善饥烦渴、口干舌燥为主。治疗应配选
A. 太渊、少府
B. 曲池、血海
C. 复溜、太冲
D. 内庭、地机
E. 关元、命门

75. 患者，男，43 岁。2 年来出现大便便质清稀，甚至如水样，腹痛不甚且喜按。治疗除神阙外，还应选取的主穴是
A. 天枢、足三里、公孙
B. 天枢、上巨虚、阴陵泉、水分
C. 天枢、内庭、曲池
D. 天枢、中脘
E. 天枢、脾俞、太白

76. 患者，女，49 岁。腰部冷痛重着，拘挛不可俯仰，舌淡，苔白，脉紧。治疗除阿是穴、大肠俞、委中外，还应选取
A. 膈俞、次髎
B. 命门、腰阳关
C. 肾俞、足三里
D. 肾俞、太溪
E. 悬钟、申脉

77. 患者，男，48 岁。头胀痛近 2 年，时作时止，伴有目眩易怒，面赤口苦，舌红苔黄，脉弦数。治疗除选取主穴外，还应选取
A. 头维、内庭、三阴交
B. 血海、风池、足三里
C. 风池、列缺、太阳
D. 太溪、侠溪、太冲
E. 丰隆、太阳、风门

78. 患者，女，18 岁。每次行经血量多，经色鲜红，质稠，舌红，脉数。针灸取穴为
A. 三阴交、隐白、内关、太溪
B. 三阴交、隐白、血海、水泉
C. 关元、三阴交、隐白、中极、血海
D. 三阴交、隐白、百会、气海
E. 三阴交、隐白、内庭、关元

79. 患者，女，26 岁。产后乳少，乳房胀满疼痛，胸胁胀闷，舌红，苔薄黄，脉弦。治疗除乳根、膻中、少泽外，还应加取
A. 太冲、内关
B. 外关、肝俞
C. 膈俞、期门
D. 中脘、天枢、期门

E. 足三里、脾俞、胃俞

80. 患者，女，53 岁。右上齿疼痛 6 个月，隐隐作痛，时作时止，脉沉。治疗在合谷、颊车、下关的基础上，还应加取
A. 太冲、二间
B. 外关、风池
C. 风池、太冲
D. 风池、侠溪
E. 太溪、行间

81. 患者，女，53 岁。突然心前区刺痛，心痛彻背，心悸汗出，面色晦暗，唇甲发绀，舌有瘀斑，脉涩。针灸取穴应是内关、郄门、阴郄、膻中以及
A. 神阙、关元
B. 血海、太冲
C. 中脘、丰隆
D. 心俞、至阳
E. 心俞、脾俞

82. 患者，女，41 岁。精神抑郁善忧，情绪不宁，伴有胸胁胀满，脘闷嗳气，不思饮食，大便不调，脉弦。治疗除选取主穴外，还应选取
A. 曲泉、膻中、期门
B. 行间、侠溪、外关
C. 通里、心俞、三阴交、太溪
D. 太溪、三阴交、肝俞、肾俞
E. 心俞、脾俞、足三里、三阴交

83. 患者，男，68 岁。突然昏迷，牙关紧闭，两手紧握，面赤气粗，口角歪斜，脉弦滑而数。治疗应首选
A. 风池、心俞、肾俞、四神聪
B. 风池、合谷、足三里、三阴交
C. 风池、合谷、地仓、太冲
D. 水沟、丰隆、十二井穴、太冲
E. 太冲、合谷、风池、百会

84. 患者，男，18 岁。感受风寒后出现肩部疼痛，以肩前外部为主。治疗应选取
A. 手少阳经
B. 手太阳经
C. 手阳明经
D. 足少阳经
E. 足阳明经

85. 患者，男，55 岁。初起眼有异物感，视物模糊，继而目赤肿痛，畏光，流泪，眵多，口苦咽干，苔黄，脉弦数。治疗除主穴外，还应选取
A. 少商、外关
B. 侠溪、行间
C. 太冲、外关
D. 合谷、太冲
E. 太阳、行间

A_3 型选择题

答题说明

以下提供若干个案例，每个案例下设三道考题。请根据题干所提供的信息，在每一道考题下面的 A、B、C、D、E 五个备选答案中选择一个最佳答案。

（86～88 题共用题干）

患者，男，43 岁。哮喘反复发作 7 年，近 1 周来频繁发作，喉中痰鸣如吼，喘而气粗，咳黄黏稠痰，排吐不利，胸闷胁胀，咳则尤甚，口干，面赤，自汗，指端微绀，舌红苔黄腻，脉滑数。

86. 其诊断是
 A. 风痰哮证
 B. 冷哮证
 C. 热哮证
 D. 虚哮证
 E. 寒包热哮证

87. 其治法是
 A. 清热宣肺，化痰定喘
 B. 祛风涤痰，降气平喘
 C. 补肺纳肾，降气化痰
 D. 解表散寒，清热化痰
 E. 宣肺散寒，化痰平喘

88. 治疗应首选的方剂是
 A. 三子养亲汤
 B. 厚朴麻黄汤
 C. 越婢加半夏汤
 D. 定喘汤
 E. 小青龙加石膏汤

（89～91 题共用题干）

患者，女，72 岁。腹部积块 10 余年。现积块质地软，位置固定，胁肋疼痛，胸腹痞满，舌暗苔薄白，脉弦。

89. 其辨证是
 A. 正虚瘀结证
 B. 瘀血内结证
 C. 肝郁气滞证
 D. 气滞血淤证
 E. 肝气犯胃证

90. 其治法是
 A. 祛瘀软坚，佐以扶正健脾
 B. 理气消积，活血散瘀
 C. 补益气血，化瘀消积
 D. 健脾行气，消积导滞
 E. 行气除满消痞

91. 治疗应首选的方剂是
 A. 八珍汤合化积丸加减
 B. 膈下逐瘀汤合六君子汤加减
 C. 大七气汤加减
 D. 柴胡疏肝散加减
 E. 枳实导滞丸加减

（92～94 题共用题干）

患者，女，16 岁。其素有精神病病史。因与同学不和，心情抑郁，闷闷不乐，近 5 日来逐渐出现语无伦次，时而自喜，表情淡漠，对周围事物漠不关心，时而喃喃独语，太息，饮食极少，舌苔白腻，脉弦滑。

92. 其辨证是
 A. 心脾两虚证

B. 痰气郁结证
C. 痰火扰神证
D. 火盛伤阴证
E. 痰热瘀结证

93. 其治法是
A. 理气解郁，化痰醒神
B. 健脾益气，养心安神
C. 育阴潜阳，交通心肾
D. 豁痰化痰，调畅气血
E. 清心泻火，涤痰醒神

94. 治疗应首选的方剂是
A. 温胆汤合朱砂安神丸
B. 生铁落饮
C. 癫狂梦醒汤
D. 二阴煎合琥珀养心丹
E. 逍遥散合顺气导痰汤

（95～97 题共用题干）

患者，男，25 岁。脐腹痛伴有剧烈呕吐 2 日。病初腹痛呈阵发性加剧，曾吐出咖啡色物，已 2 日未进食，腹胀拒按，大便秘结，口燥咽干，冷汗自出。2 年前曾做过阑尾炎手术。查体：于脐旁可触到条索状肿物。舌质红，苔黄燥，脉滑数。

95. 其辨证是
A. 气滞腹痛证
B. 寒积腹痛证
C. 湿热壅滞证
D. 中阳不足证
E. 瘀血阻滞证

96. 其治法是
A. 理气止痛
B. 温中散寒，健脾和胃
C. 泻热通腑，行气导滞
D. 温补脾胃，缓急止痛
E. 活血化瘀

97. 治疗应首选的方剂是
A. 木香顺气散加减
B. 良附丸加减
C. 大承气汤加减
D. 黄芪建中汤加减
E. 少腹逐瘀汤加减

（98～100 题共用题干）

患者，女，45 岁。素体虚弱，常出现大便溏薄，近日加重，症见大便稀薄，每日 5～6 次，腹痛隐隐喜按，进食减少，食则闷胀，自述进食油腻易致发作。面色萎黄，神疲乏力，舌淡，苔白，脉细弱。

98. 其辨证是
A. 寒湿内盛证
B. 食滞肠胃证
C. 脾胃虚寒证
D. 脾胃虚弱证
E. 肾阳虚衰证

99. 其治法是
A. 散寒化湿
B. 消食导滞
C. 健脾益气，化湿止泻
D. 温肾健脾，固涩止泻
E. 抑肝扶脾

100. 治疗应首选的方剂是
A. 藿香正气散加减
B. 四神丸加减
C. 痛泻要方加减
D. 参苓白术散加减
E. 真人养脏汤加减

（101～103 题共用题干）

患者，女，28 岁。小便黄赤频数，灼

热刺痛，少腹拘急胀痛，口苦，呕恶，腰痛拒按，苔黄腻，脉滑数。

101. 其证型是
A. 石淋
B. 热淋
C. 气淋
D. 血淋
E. 膏淋

102. 其治法是
A. 清热通淋，凉血止血
B. 清热利湿，排石通淋
C. 理气疏导，通淋利尿
D. 清热利湿通淋
E. 清热利湿，分清泄浊

103. 治疗应首选的方剂是
A. 石韦散加减
B. 小蓟饮子加减
C. 八正散加减
D. 沉香散加减
E. 程氏萆薢分清饮加减

（104～106 题共用题干）

患者，女，65 岁。类风湿关节炎病史 15 年，关节屈伸不利，肌肉瘦削，腰膝酸软，骨蒸劳热，心烦口干，舌淡红，苔少津，脉细数。

104. 其辨证是
A. 着痹
B. 痰瘀痹阻
C. 肝肾亏虚
D. 风湿热痹
E. 行痹

105. 其治法是
A. 清热通络，祛风除湿
B. 祛风通络，散寒除湿
C. 除湿通络，祛风散寒
D. 培补肝肾，舒筋止痛
E. 散寒通络，祛风除湿

106. 治疗应首选的方剂是
A. 薏苡仁汤
B. 独活寄生汤
C. 白虎加桂枝汤
D. 乌头汤
E. 防风汤

（107～109 题共用题干）

患者，女，20 岁。恶寒重，发热轻，无汗，鼻塞流涕，喷嚏不断，咳嗽白痰，舌淡红，苔薄白，脉浮紧。

107. 治疗的主要经穴是
A. 手太阴、手阳明经穴
B. 手太阴、任脉经穴
C. 手阳明、手太阴、督脉经穴
D. 手阳明、足厥阴、足少阳经穴
E. 足阳明、足太阳经穴

108. 治疗应首选
A. 膻中、太渊、太溪、肾俞、大椎
B. 列缺、合谷、风池、大椎、太阳
C. 肺俞、风门、丰隆、太渊、三阴交
D. 天突、定喘、尺泽、膻中、列缺
E. 膏肓、肾俞、太溪、丰隆、合谷

109. 治疗除取主穴外，还应选取的配穴是
A. 脾俞、足三里
B. 委中、曲泽
C. 阴陵泉、外关
D. 曲池、尺泽
E. 风门、肺俞

（110～112 题共用题干）

患者，女，35 岁。头晕目眩，伴有面

红目赤，目胀耳鸣，烦躁易怒，口苦，善太息，舌红，苔黄，脉弦数。

110. 治疗除取督脉穴外，还应主选的经穴是
A. 足少阴、足少阳经穴
B. 足太阴、足阳明经穴
C. 足厥阴、足太阴经穴
D. 足厥阴、足少阳经穴
E. 足太阴、足少阴经穴

111. 治疗应选取
A. 百会、风池、太冲、内关
B. 百会、风池、肝俞、肾俞、足三里
C. 印堂、太阳、头维、百会
D. 阳白、四白、颊车、地仓、合谷
E. 阳白、颧髎、四神聪、合谷、百会

112. 治疗除取主穴外，还应加取
A. 行间、侠溪、太溪
B. 气海、脾俞、胃俞
C. 头维、中脘、丰隆
D. 率谷、太阳、悬钟
E. 太溪、悬钟、三阴交

(113～115 题共用题干)

患者，女，30 岁。月经周期提前 10 余日，月经量少，色淡，伴有神疲气短，舌淡，脉细弱。

113. 其辨证是
A. 气虚证
B. 血虚证
C. 虚热证
D. 寒凝证
E. 肾虚证

114. 治疗应选取的主穴是
A. 中极、次髎、地机、三阴交
B. 关元、三阴交、归来
C. 关元、三阴交、肝俞
D. 关元、三阴交、血海
E. 关元、三阴交、足三里

115. 治疗除取主穴外，还应选取的配穴是
A. 脾俞、足三里
B. 肾俞、太溪
C. 气海、胃俞
D. 肾俞、命门
E. 太冲、期门

(116～118 题共用题干)

患者，男，24 岁。颈项强痛，活动受限，头向右侧倾斜，项背牵拉痛，颈项部压痛明显，兼见恶风畏寒，舌苔薄白，脉浮。

116. 治疗应选取的主穴是
A. 局部阿是穴、相应夹脊穴
B. 肩髃、肩髎、肩贞、阿是穴、阳陵泉、条口透承山
C. 颈夹脊、天柱、风池、曲池、悬钟、阿是穴
D. 外劳宫、后溪、悬钟、公孙、合谷
E. 外劳宫、天柱、阿是穴、后溪、悬钟

117. 治疗除取主穴外，还应选用的穴位是
A. 内关、外关
B. 肩井、后溪
C. 风池、合谷
D. 血海、阴陵泉
E. 肾俞、关元

118. 治疗选取的经验穴是
A. 曲池
B. 悬钟
C. 阳陵泉
D. 外劳宫
E. 合谷

B_1 型选择题

答题说明

以下提供若干组考题，每组考题共用在考题前列出的 A、B、C、D、E 五个备选答案。请从中选择一个与问题关系最密切的答案。每个备选答案可能被选择一次、多次或不被选择。

（119～120 题共用备选答案）

A. 更衣丸
B. 半硫丸
C. 青麟丸
D. 补中益气汤
E. 生脉散

119. 热秘若兼郁怒伤肝，易怒目赤者，可合用
120. 气虚秘若排便困难，腹部坠胀者，可合用

（121～122 题共用备选答案）

A. 二陈平胃散合三子养亲汤
B. 清金化痰汤
C. 桑杏汤
D. 黛蛤散合黄芩泻白散
E. 三拗汤合止嗽散

121. 治疗肝火犯肺型咳嗽的代表方剂是
122. 治疗痰湿蕴肺型咳嗽的代表方剂是

（123～124 题共用备选答案）

A. 炙甘草汤
B. 归脾汤
C. 生脉散
D. 知柏地黄丸
E. 天王补心丹

123. 热病后期损及心阴致心悸者，其治疗应选的方剂是
124. 治疗心悸，若阴虚而火热不明显者，应选的方剂是

（125～126 题共用备选答案）

A. 香苏饮
B. 胃苓汤
C. 羌活胜湿汤
D. 参苓白术散
E. 藿香正气散

125. 治疗外感风寒致呕吐宜选用的方剂是
126. 治疗外感寒湿致泄泻宜选用的方剂是

（127～128 题共用备选答案）

A. 疏理气机，活血化瘀
B. 辛温通阳，泄浊豁痰
C. 镇心安神，益气养阴
D. 急则治标，速效止痛
E. 补气活血，温阳通脉

127. 真心痛发作期治疗原则为
128. 真心痛缓解期治疗原则为

（129～130 题共用备选答案）

A. 大腹皮、枳实
B. 香橼、佛手
C. 檀香、乌药
D. 郁金、延胡索
E. 青皮、薤白

129. 胃痛瘀血停胃证，胃痛甚者，应加用
130. 胃痛肝胃郁热证，理气应选用

(131～132 题共用备选答案)
A. 茵陈五苓散合甘露消毒丹
B. 茵陈蒿汤
C. 茵陈术附汤
D. 犀角散
E. 大柴胡汤
131. 患者身目俱黄，黄色不甚鲜明，胸脘痞满，头重身困，纳差，恶心呕吐，腹胀，大便溏，舌苔厚腻微黄，脉濡数。治疗应首选的方剂是
132. 患者身目俱黄，黄色鲜明，发热口渴，脘腹胀闷，口干而苦，恶心呕吐，小便短少黄赤，大便秘结，舌苔黄腻，脉象弦数。治疗应首选的方剂是

(133～134 题共用备选答案)
A. 解语丹
B. 真方白丸子
C. 血府逐瘀汤
D. 补阳还五汤
E. 左归丸合地黄饮子
133. 治疗中风恢复期气虚络瘀证，应首选的方剂是
134. 治疗中风恢复期肝肾亏虚证，应首选的方剂是

(135～136 题共用备选答案)
A. 泻下大便臭如败卵，泻后痛减
B. 腹中雷鸣，攻窜作痛，矢气频作
C. 黎明前脐腹作痛，肠鸣即泻
D. 大便时溏时泻，迁延反复
E. 泄泻清稀，甚则如水样
135. 肝气乘脾证泄泻的特点是
136. 肾阳虚衰证泄泻的特点是

(137～138 题共用备选答案)
A. 海藻玉壶汤
B. 栀子清肝汤
C. 龙胆泻肝汤
D. 四海舒郁丸
E. 天王补心丹
137. 治疗瘿病心肝阴虚证，应首选的方剂是
138. 治疗瘿病痰结血瘀证，应首选的方剂是

(139～140 题共用备选答案)
A. 胃失和降，逆气动膈
B. 胃气壅滞，气逆于中
C. 肝气犯胃，肝胃不和
D. 脾胃虚寒，胃中无火
E. 痰瘀互结，食管狭窄
139. 噎膈的病机是
140. 呃逆的病机是

(141～142 题共用备选答案)
A. 清脏汤
B. 泻白散
C. 玉女煎
D. 桑菊饮
E. 犀角地黄汤
141. 便血肠道湿热证者，若便血日久，湿热未尽而营阴已亏，应选用的方剂是
142. 咯血肝火犯肺证者，若咯血量较多，纯血鲜红，应选用的方剂是

(143～144 题共用备选答案)
A. 大杼
B. 绝骨
C. 太渊
D. 膈俞
E. 膻中
143. 骨会是
144. 脉会是

（145～146 题共用备选答案）

A. 上巨虚

B. 下巨虚

C. 条口

D. 丰隆

E. 承山

145. 位于小腿外侧，犊鼻下 8 寸，犊鼻与解溪连线上的腧穴是

146. 位于小腿外侧，犊鼻下 9 寸，犊鼻与解溪连线上的腧穴是

（147～148 题共用备选答案）

A. 攒竹

B. 天柱

C. 大杼

D. 膏肓

E. 志室

147. 善于治疗呃逆的腧穴是

148. 善于治疗急性腰扭伤的腧穴是

（149～150 题共用备选答案）

A. 2 寸

B. 3 寸

C. 5 寸

D. 7 寸

E. 9 寸

149. 偏历位于阳溪穴与曲池穴连线上，腕背侧远端横纹上

150. 手三里位于阳溪穴与曲池穴连线上，肘横纹下

第三单元参考答案

1. A	2. C	3. A	4. C	5. E	6. E	7. E	8. C	9. D	10. E
11. C	12. E	13. B	14. A	15. A	16. D	17. C	18. C	19. C	20. A
21. D	22. E	23. B	24. D	25. A	26. D	27. B	28. C	29. A	30. B
31. D	32. B	33. C	34. B	35. A	36. E	37. B	38. B	39. B	40. C
41. D	42. B	43. D	44. C	45. D	46. B	47. A	48. C	49. B	50. D
51. C	52. B	53. D	54. E	55. B	56. B	57. C	58. E	59. B	60. A
61. B	62. E	63. D	64. A	65. B	66. B	67. B	68. D	69. D	70. B
71. E	72. C	73. B	74. D	75. A	76. B	77. D	78. C	79. A	80. E
81. B	82. E	83. D	84. C	85. B	86. C	87. A	88. D	89. D	90. B
91. C	92. B	93. A	94. E	95. C	96. C	97. C	98. D	99. C	100. D
101. B	102. D	103. C	104. C	105. D	106. B	107. C	108. B	109. E	110. D
111. A	112. A	113. A	114. D	115. A	116. E	117. C	118. D	119. A	120. D
121. D	122. A	123. C	124. E	125. E	126. E	127. D	128. E	129. D	130. B
131. A	132. B	133. D	134. E	135. B	136. C	137. E	138. A	139. E	140. A
141. A	142. E	143. A	144. C	145. C	146. B	147. A	148. A	149. B	150. A

140-4

2024 全国中医执业医师资格考试模拟试卷（三）

（医学综合笔试部分）

第四单元

考试日期：20××年×月×日

考试时间：13：30～15：30

考生姓名：________

准考证号：________

考 场 号：________

中国协和医科大学出版社

北 京

A_1 型选择题

答题说明

每一道考题下面有 A、B、C、D、E 五个备选答案，请从中选择一个最佳答案。

1. 阳证的皮肤颜色主要是
   A. 红赤
   B. 晦暗
   C. 青紫
   D. 苍白
   E. 皮色不变

2. 下列不属于疖的是
   A. 有头疖
   B. 无头疖
   C. 蝼蛄疖
   D. 疖病
   E. 痤疮

3. 下列不是乳岩肿块特点的是
   A. 无痛无热
   B. 皮色不变
   C. 表面光滑
   D. 质地坚硬
   E. 推之不移

4. 蛇头疔溃脓期的治疗应
   A. 沿甲旁 0.2cm 挑开引流
   B. 在指掌面一侧做纵行切口，必要时可对口引流
   C. 在指掌面正中切开，务必引流通畅
   D. 在手指侧面做纵行切口，切口长度不得超过上、下指关节面
   E. 沿掌横纹切开，切口应够大，保持引流通畅

5. 痰肿的临床特点是
   A. 肿势高突，根盘收束
   B. 坚硬如石，皮色不变
   C. 肿势软如棉，或硬如馒
   D. 皮紧内软，喜怒有变
   E. 皮肤漫肿，其色青紫

6. 生于下列部位的疔疮最易走黄的是
   A. 项后
   B. 四肢
   C. 颜面
   D. 少腹部
   E. 膻中

7. 脂瘤独有的特征是
   A. 数目不等，大小不一，肿形如馒，推之可移
   B. 青筋垒垒，盘曲成团，质地柔软，表面青蓝
   C. 瘤中心有粗大毛囊孔，可挤出臭味脂浆
   D. 瘤体单发，质地硬韧，界限清楚，推之可移
   E. 瘤体深隐，质地坚硬，境界清楚，推之不移

8. 中医的“瘿”相当于西医的
   A. 颈部肿瘤
   B. 颈部淋巴结肿大
   C. 甲状腺疾病

D. 甲状腺功能亢进症
E. 血管瘤

9. 乳痈初起的治疗方法是
A. 清热消肿
B. 疏肝解郁
C. 疏肝清胃
D. 凉血消肿
E. 疏肝健脾

10. 风团色淡白，中医辨证多属于
A. 风湿
B. 风寒
C. 风热
D. 风燥
E. 痰湿

11. 肛管皮肤全层纵行裂开并形成感染性溃疡者称为
A. 肛裂
B. 皲裂
C. 溃疡
D. 痔
E. 瘘

12. 过敏性紫癜早期最常见的证候是
A. 风热伤络
B. 湿热痹阻
C. 热伤胃络
D. 阴虚火旺
E. 气不摄血

13. 红丝疔砭镰法的操作要点是
A. 沿红线两头，针刺出血
B. 梅花针沿红线打刺，微微出血
C. 用三棱针从中挑断红线，微令出血
D. 梅花针沿红线打刺，并加神灯照法
E. 用三棱针沿红线寸寸挑断，令微出血

14. 月经量多，经色淡红，质稀，其辨证是
A. 气虚证
B. 血热证
C. 气陷证
D. 血虚证
E. 肾虚证

15. 治疗带下过少血枯瘀阻证，应首选的方剂是
A. 左归丸
B. 右归丸
C. 四物汤
D. 小营煎
E. 六味地黄丸

16. 异位妊娠未破损期的治法是
A. 活血化瘀，消癥杀胚
B. 活血化瘀，消癥散结
C. 益气摄血，佐以止痛
D. 行气活血，化瘀止痛
E. 凉血养血，佐以止痛

17. 月经先期肾气虚证的治法是
A. 益气养血，止血调经
B. 补益肾气，调经止血
C. 补脾益气，摄血调经
D. 补益肾气，固冲调经
E. 补益脾肾，摄血调经

18. 乌药汤治疗月经后期的适应证候是
A. 气滞证
B. 肾虚证
C. 实寒证
D. 痰湿证

E. 虚寒证

19. 治疗痛经气滞血瘀证，应首选的方剂是
A. 血府逐瘀汤
B. 膈下逐瘀汤
C. 少腹逐瘀汤
D. 身痛逐瘀汤
E. 通窍活血汤

20. 滋血汤治疗月经过少的适应证候是
A. 血虚证
B. 肾虚证
C. 血瘀证
D. 痰湿证
E. 虚寒证

21. 闭经实证的主要病机是
A. 气血阻滞，气滞血瘀
B. 痰湿下注，冲任瘀阻
C. 肝郁气滞，血行不畅
D. 血流不通，冲任受阻
E. 湿热瘀阻，冲任阻滞

22. 下列各项中，不属于妊娠恶阻肝胃不和证临床表现的是
A. 呕吐清涎或痰涎
B. 口干口苦
C. 呕吐酸水或苦水
D. 头胀而晕
E. 胸满胁痛

23. 凡妊娠 12 周内胚胎自然殒堕者称为
A. 滑胎
B. 堕胎
C. 小产
D. 胎萎不长
E. 胎漏

24. 治疗阴疮热毒证，应首选的方剂是
A. 阳和汤
B. 龙胆泻肝汤
C. 托里消毒散
D. 阴蚀生疮方
E. 萆薢渗湿汤

25. 治疗经行头痛血瘀证，应首选的方剂是
A. 失笑散合四物汤
B. 桃红四物汤
C. 少腹逐瘀汤
D. 通窍活血汤
E. 血府逐瘀汤

26. 下列各项中，属于绝经前后诸证肾阳虚证临床表现的是
A. 经行量多，经色淡暗
B. 头晕目眩，耳鸣
C. 头部面颊阵发性烘热汗出
D. 五心烦热，腰膝酸痛
E. 舌红，少苔，脉细数

27. 按公式计算，5 岁小儿正常身高是
A. 85cm
B. 90cm
C. 95cm
D. 100cm
E. 110cm

28. 小儿后囟的正常闭合时间是
A. 2～4 个月
B. 4～5 个月
C. 5～6 个月
D. 8～10 个月
E. 12～18 个月

29. 乳牙出齐的颗数是
A. 18

B. 20
C. 24
D. 28
E. 32

30. 小儿的脏腑娇嫩，尤其突出的是
A. 肝、脾、肾
B. 肺、脾、肾
C. 心、肺、肾
D. 心、肝、肾
E. 肺、肝、肾

31. 下列各项中，对胎怯的描述错误的是
A. 只包括早产儿
B. 出生体重低于2500g
C. 相当于西医的低出生体重儿
D. 成为围生期死亡的主要原因之一
E. 易并发硬肿症、败血症、新生儿窒息、黄疸等疾病

32. 具有草莓舌等特征性表现的疾病是
A. 丹痧
B. 水痘
C. 风痧
D. 奶麻
E. 药疹

33. 婴幼儿大便呈果酱色，伴有阵发性哭闹的疾病是
A. 腹泻
B. 便秘
C. 肠炎
D. 肠套叠
E. 肠梗阻

34. 连声咳嗽，夜咳为主，咳而呕吐，伴有鸡鸣样回声的疾病是
A. 咽炎
B. 感冒
C. 白喉
D. 顿咳
E. 急喉风

35. 望动态中，小儿喜俯卧者，多为
A. 乳食内积
B. 腹痛
C. 久病体虚
D. 痰饮内伏
E. 胸胁疼痛

36. 小儿正常指纹的显露部位为
A. 不显于风关以上
B. 显于风关以上而达气关
C. 显于气关
D. 显于气关以上
E. 可透风关

37. 小儿咳嗽的主要外因是
A. 风邪
B. 火邪
C. 湿邪
D. 寒邪
E. 燥邪

38. 治疗痫病瘀阻脑络证，应首选的方剂是
A. 通窍活血汤
B. 桃仁四物汤
C. 复元活血汤
D. 少腹逐瘀汤
E. 膈下逐瘀汤

39. 治疗小儿气滞便秘证，应首选的方剂是
A. 六磨汤
B. 黄芪汤
C. 健脾丸
D. 异功散

E. 麻子仁丸

40. 患儿，男，6 岁。腹痛剧烈，以右上腹为主，疼痛时四肢发凉，恶心呕吐，并吐出蛔虫 1 条。其诊断是
A. 呕吐
B. 腹痛
C. 蛔厥证
D. 虫瘕证
E. 肠虫证

41. 患儿，男，5 岁。发热 2 日后出疹，查体：体温 38.5℃，精神尚可，咽红，耳后及枕部淋巴结肿大，颜面、躯干散在淡红色丘疹。现发热恶风，流涕喷嚏，胃纳欠佳，舌质红，苔薄白，脉浮数。其诊断是
A. 风疹，邪犯肺卫证
B. 风疹，邪入气营证
C. 麻疹，邪犯肺卫证
D. 猩红热，毒炽气营证
E. 麻疹，邪入肺胃证

42. 患者，女，26 岁。患乳痈 1 个月，经治后局部肿硬不消而微痛，不发热，脉弦缓，苔薄白。为
A. 疏肝清热药力不足，宜加大用量
B. 余毒未尽，宜清热解毒
C. 气郁痰凝，宜理气散结
D. 使用寒凉药太过致气血凝结，宜疏肝理气，温阳消肿
E. 阴虚血亏，宜调补气血

43. 患者，女，21 岁。两小腿皮炎，在亚急性阶段，渗液与糜烂很少，红肿减轻，有鳞屑和结痂。外治剂宜选用
A. 洗剂
B. 粉剂
C. 溶液湿敷
D. 软膏
E. 油剂

44. 患儿，女，2 岁。6 个月来经常泄泻，形神疲惫，面色萎黄，大便稀薄，四肢不温，时有抽搐。其证候是
A. 外感惊风
B. 痰食惊风
C. 脾肾阳虚
D. 土虚木亢
E. 阴虚风动

45. 患儿，男，9 岁。全身水肿，尿少，头晕，头痛，恶心呕吐，舌淡嫩，苔白腻，脉弦。其证候是
A. 肺脾气虚
B. 脾肾两虚
C. 风水相搏
D. 水毒内闭
E. 水气上凌心肺

46. 患儿，女，6 岁。突然出现头面部及眼睑水肿，并迅速波及全身，呈紧张性水肿，尿少，色如浓茶，伴有发热，恶风，口渴，咽痛，舌尖红，苔薄黄，脉浮数。治疗应首选的方剂是
A. 麻黄连翘赤小豆汤合五苓散
B. 五味消毒饮合小蓟饮子
C. 苓桂术甘汤合小蓟饮子
D. 甘露消毒丹合五苓散
E. 甘露消毒丹合小蓟饮子

47. 患者，男，36 岁。术后 1 周突然出现右下肢疼痛、肿胀，皮肤色泽发绀，皮温升高，浅静脉怒张，大腿内侧有明显压痛，并伴有低热。首先考虑的诊断是
A. 脱疽

B. 血栓性浅静脉炎
C. 血栓性深静脉炎
D. 动脉硬化闭塞症
E. 糖尿病坏疽

48. 患者，女，42 岁。排便时肛内脱出肿物，为耳状红色黏膜皱襞，长 3 ~ 5cm，触之柔软，无弹性，便后能自行回纳，不易出血。其诊断是
A. Ⅱ期内痔
B. Ⅲ期内痔
C. 一度直肠脱垂
D. 二度直肠脱垂
E. 三度直肠脱垂

49. 患者，女，29 岁。妊娠中期出现腹大异常，胸膈满闷，呼吸急促，神疲肢软，舌淡胖，苔白腻，脉沉滑。首先考虑的诊断是
A. 子肿
B. 子烦
C. 子满
D. 子痔
E. 子晕

50. 患者，女，24 岁，已婚。停经 38 日，突然下腹部疼痛剧烈，呈持续性，伴有头晕、乏力，甚则晕厥，尿妊娠试验（+）。首选的检查方法是
A. 腹腔穿刺
B. 诊断性刮宫
C. 后穹窿穿刺
D. 二合诊检查
E. 腹腔镜检查

51. 患者，女，45 岁。下腹积块，固定不移，疼痛拒按，舌边瘀点，脉沉涩。治疗应首选的方剂是
A. 桂枝茯苓丸
B. 逍遥散
C. 乌药汤
D. 香棱丸
E. 三棱煎

A_2 型选择题

答 题 说 明

每一道考题是以一个小案例出现的，其下面都有 A、B、C、D、E 五个备选答案。请从中选择一个最佳答案。

52. 患儿，女，6 岁。左颈项结肿疼痛 3 日，皮色未变，肿块如鸡卵大，活动度存在，伴有咽喉红肿，恶寒发热，头痛，舌苔薄黄，脉细数。治疗应首选的方剂是
A. 仙方活命饮
B. 牛蒡解肌汤
C. 桑菊饮
D. 五味消毒饮
E. 五神汤

53. 患者，男，31 岁。右侧臀部结块肿胀、疼痛 3 日，皮肤灼热，红肿以中心为著，边界不清，步行困难，身热头痛，

病前有局部肌内注射史。其诊断是
A. 丹毒
B. 流注
C. 臀痈
D. 环跳疽
E. 附骨疽

54. 患者，男，56 岁。项后初起皮肤上有粟粒样脓头，红肿热痛，病情发展则脓头增多，溃后状如蜂窝，范围在 9 ~ 12cm。其诊断是
A. 痈
B. 疔
C. 疖
D. 有头疽
E. 无头疽

55. 患者，男，60 岁。瘿痈，局部疼痛明显，伴有恶寒，发热，头痛，口干，脉浮数。其辨证是
A. 肝郁气滞证
B. 风热痰凝证
C. 血瘀化热证
D. 痰瘀内结证
E. 气滞痰凝证

56. 患者，女，40 岁。双乳肿块界限不清，经前乳房胀痛，伴有月经不调，腰酸乏力，舌质淡红，苔白，脉细。治疗应首选的方剂是
A. 左归丸
B. 开郁散
C. 逍遥贝蒌散
D. 二仙汤合四物汤
E. 六味地黄汤

57. 患者，男，45 岁。小便不畅，尿线变细或点滴而下，小腹胀满隐痛，舌质暗或有瘀点、瘀斑，苔白或薄黄，脉弦。治疗应首选的方剂是
A. 少腹逐瘀汤
B. 石韦散
C. 八正散
D. 沉香散
E. 血府逐瘀汤

58. 患者，男，36 岁。因劳累后唇缘、口角处见群集的小水疱，灼热痒痛，周身不适，心烦郁闷，大便干，小便黄，舌红，苔黄，脉弦数。治疗应首选的方剂是
A. 龙胆泻肝汤
B. 五味消毒饮
C. 黄连解毒汤
D. 导赤散
E. 辛夷清肺饮合竹叶石膏汤

59. 患者，男，30 岁。两大腿内侧可见 3 枚钱币形红斑，边界清楚，中心消退，外围扩张，无明显疼痛，瘙痒感明显，多在夏季加重，入冬减轻。首先考虑的诊断是
A. 圆癣
B. 紫白癜风
C. 白秃疮
D. 鹅掌风
E. 肥疮

60. 患者，男，65 岁。动则气急，欲便无力，排便时有肿物自肛门内脱出，严重时走路、咳嗽均有脱出，需用手推回，伴有少量出血，舌淡，苔薄，脉细。其诊断是
A. Ⅰ期内痔
B. Ⅱ期内痔
C. Ⅲ期内痔

D. 肛乳头肥大
E. 炎性混合痔

61. 患者，女，35 岁。妊娠 5 个月，腹形小。B 超检查示胎儿存活。面色萎黄，身体羸弱，头晕心悸，少气懒言，舌质淡嫩，苔少，脉稍滑细弱无力。治疗应首选的方剂是
A. 胎元饮
B. 寿胎丸
C. 四君子汤
D. 长胎白术散
E. 泰山磐石散

62. 患者，女，38 岁，已婚。近 6 个月来，月经 23 ~ 25 日一行，量少、色红、质稠，持续 12 ~ 14 日，咽干，潮热，舌红少苔，脉细数。首先考虑的诊断是
A. 经期延长
B. 月经先期
C. 月经量少
D. 漏下
E. 绝经前后诸证

63. 患者，女，35 岁。月经周期延后，量少，色淡红，质清稀，小腹绵绵作痛；头晕眼花，心悸少寐，面色苍白，舌质淡红，脉细弱。其证候是
A. 虚寒证
B. 血虚证
C. 气滞证
D. 实寒证
E. 肾虚证

64. 患者，女，51 岁。月经不规律，精神萎靡，头晕耳鸣，腰痛如折，腹冷阴坠，形寒肢冷，舌淡苔白滑，脉沉细而迟。其治法是
A. 滋肾益阴
B. 滋阴潜阳
C. 益肾清肝
D. 补肾扶阳，益养冲任
E. 温肾壮阳，填精养血

65. 患者，女，40 岁。月经过多，色紫暗，有血块，经行腹痛，平时小腹胀痛，舌紫暗，有瘀点，脉涩。其证候是
A. 气滞证
B. 肾虚证
C. 脾虚证
D. 血瘀证
E. 气虚证

66. 患者，女，38 岁。经行时间延长，量少，色鲜红，质稠，咽干口燥，潮热颧红，舌红，少苔，脉细数。治疗应首选的方剂是
A. 保阴煎
B. 清经散
C. 丹栀逍遥散
D. 举元煎加味
E. 两地汤合二至丸

67. 患者，女，30 岁。经间期出血，量少，色淡，质稀，神疲体倦，气短懒言，食少腹胀，舌淡，苔薄，脉缓弱。其治法是
A. 健脾益气，固冲摄血
B. 健脾养血，调经止血
C. 补益脾肾，摄血固冲
D. 疏肝健脾，调经止血
E. 健脾固冲，养血调经

68. 患者，女，36 岁。经前小腹胀痛拒按，

经血量少，血色紫暗有块，胸胁、乳房胀痛不适，舌质暗，有瘀点，脉弦。其证候是
A. 肝郁气滞证
B. 肝脾不调证
C. 肾虚肝郁证
D. 寒凝血瘀证
E. 气滞血瘀证

69. 患者，女，29岁。经前乳房胀痛，痛不可触衣，经行不畅，血色暗红，小腹胀痛，胸闷胁胀，精神抑郁，时叹息，苔薄白，脉弦。治疗应首选的方剂是
A. 一贯煎
B. 逍遥散
C. 丹栀逍遥散
D. 柴胡疏肝散
E. 四逆散

70. 患者，女，32岁，未婚。初次月经13岁，经期错后，量少，色淡质稀，小腹隐痛，喜暖喜按，腰酸无力，小便清长，舌淡，苔白，脉沉迟。其治法是
A. 扶阳祛寒调经
B. 补血益气调经
C. 补血养营调经
D. 温经散寒调经
E. 理气行滞调经

71. 患者，女，43岁。每于经期即出现寒热往来，胸胁苦满，口苦咽干，心烦欲呕，头晕目眩，嘿嘿不欲饮食，舌红，苔薄白，脉弦。治疗应首选的方剂是
A. 一贯煎
B. 小柴胡汤
C. 丹栀逍遥散
D. 柴胡疏肝散
E. 四逆散

72. 患儿，男，5岁。反复咳嗽喘息2年余。喘促乏力，动则气喘，气短心悸，咳嗽无力，形体消瘦，形寒肢冷，腰膝酸软，面白少华，夜尿多，便溏，发育迟缓，舌质淡，苔薄白，脉细弱。治疗应首选的方剂是
A. 大青龙汤
B. 金匮肾气丸
C. 麻杏石甘汤合苏葶丸
D. 小青龙汤合三子养亲汤
E. 玉屏风散合人参五味子汤

73. 患儿，男，2岁。流涕喷嚏，咳嗽1日，次日高热，于体温骤升时突然发生惊厥。咽喉红赤，苔薄黄，指纹浮紫于气关。其证候是
A. 风热感冒
B. 邪陷心肝
C. 风热动风
D. 气营两燔
E. 湿热疫毒

74. 患儿，女，6岁。发病2周，全身水肿，尿少，头晕，头痛，恶心呕吐，口中气秽，甚至昏迷，舌苔腻，脉滑数。治疗应首选的方剂是
A. 羚角钩藤汤
B. 龙胆泻肝汤
C. 已椒苈黄丸合参附汤
D. 温胆汤合附子泻心汤
E. 真武汤

75. 患儿，男，2岁。发热1日，发热恶风，流涕喷嚏，全身及面部可见鲜红皮疹，有瘙痒感，枕部淋巴结肿大，舌红，苔

黄，指纹浮紫。其诊断是
A. 丹痧
B. 奶麻
C. 麻疹
D. 风痧
E. 水痘

76. 患儿，女，6岁。症见轻微发热恶寒，左侧耳下腮部漫肿疼痛，咀嚼不便，咽红，舌质红，舌苔薄白，脉浮数。治疗应首选的方剂是
A. 普济消毒饮
B. 五味消毒饮
C. 荆防败毒散
D. 柴胡葛根汤
E. 桑菊饮

77. 患儿，女，9个月。发热，微汗，鼻塞流涕，咽红，夜间体温升高，又见惊惕啼叫，夜卧不安，舌质红，苔薄白，指纹浮紫。其诊断是
A. 夜啼
B. 感冒夹痰
C. 感冒夹惊
D. 急惊风
E. 小儿暑温

78. 患儿，男，5岁。咳嗽4日。咳声重浊，痰多壅盛，色白清稀，胸闷纳呆，困倦乏力，舌淡红，苔白腻，脉滑。其治法是
A. 健脾补肺，益气化痰
B. 燥湿化痰，宣肺止咳
C. 疏风散寒，宣肺止咳
D. 滋阴润燥，养阴清肺
E. 疏风清肺，润燥止咳

79. 患儿，男，7岁。气喘，喉间哮鸣，咳嗽痰壅，痰黏色黄难咳，胸闷，呼吸困难，流涕黄稠，烦躁不宁，大便干，咽红，舌质红，苔黄腻，脉滑数。其证候是
A. 风寒束肺证
B. 热性哮喘
C. 外寒内热证
D. 肺实肾虚证
E. 肺脾气虚证

80. 患儿，男，2岁。时值夏季，发热持续1个月余，朝盛暮衰，口渴多饮，尿多清长，无汗，面色苍白，下肢欠温，大便溏薄，舌淡苔薄。治疗应首选的方剂是
A. 白虎汤
B. 新加香薷饮
C. 温下清上汤
D. 竹叶石膏汤
E. 王氏清暑益气汤

81. 水痘患儿，男，7岁。壮热烦躁，面红目赤，口渴欲饮，痘疹分布稠密，根盘红晕较著，疹色紫暗，疱浆混浊，大便干结，小便黄赤。舌质红绛，舌苔黄糙而干，脉洪数。治疗应首选的方剂是
A. 清瘟败毒饮
B. 黄连解毒汤
C. 普济消毒饮
D. 清解透表汤
E. 清胃解毒汤

A_3 型选择题

答题说明

以下提供若干个案例，每个案例下设三道考题。请根据题干所提供的信息，在每一道考题下面的 A、B、C、D、E 五个备选答案中选择一个最佳答案。

（82～84 题共用题干）

瘿痈患者，女，35 岁。肿块坚实，轻度作胀，重按才感疼痛，其痛牵引耳后枕部，有喉间梗塞感，痰多，苔黄腻，脉弦滑。

82. 其辨证是
A. 肝郁气滞证
B. 气滞痰凝证
C. 血瘀化热证
D. 痰瘀内结证
E. 冲任失调证

83. 其治法是
A. 疏风清热化痰
B. 疏肝理气，化痰散结
C. 解郁化痰，活血消坚
D. 和营养阴
E. 调补气血，清热解毒

84. 治疗应首选的方剂是
A. 柴胡疏肝散
B. 牛蒡解肌汤
C. 海藻玉壶汤
D. 通窍活血汤
E. 二陈汤合四七汤

（85～87 题共用题干）

患者，女，32 岁。双小腿红斑、丘疹、糜烂、渗液、瘙痒 5 日，伴有心烦口渴，身热不扬，便秘，溲赤。舌质红，苔黄腻，脉滑。

85. 其诊断是
A. 接触性皮炎
B. 丹毒
C. 牛皮癣
D. 瘾疹
E. 湿疮

86. 其辨证是
A. 热毒炽盛证
B. 湿热蕴肤证
C. 血虚风燥证
D. 脾虚湿蕴证
E. 风热蕴肤证

87. 治疗应首选的方剂是
A. 五味消毒饮
B. 当归饮子
C. 萆薢渗湿汤
D. 除湿胃苓汤
E. 消风散

（88～90 题共用题干）

患者，男，37 岁。症见左下肢疼痛，皮肤干燥，毫毛脱落，左足第 4、5 趾趾甲增厚变形，肌肉萎缩，趾呈干性坏疽，口干欲饮，便秘溲赤，舌红，苔黄，脉弦细数。

88. 其辨证是
A. 热毒伤阴证

B. 血脉瘀阻证
C. 气阴两虚证
D. 湿热毒盛证
E. 寒湿阻络证

89. 其治法是
A. 益气养阴
B. 清热利湿，解毒活血
C. 活血化瘀，通络止痛
D. 清热解毒，养阴活血
E. 温阳散寒，活血通络

90. 治疗应首选的方剂是
A. 阳和汤
B. 顾步汤
C. 四妙勇安汤
D. 黄芪鳖甲汤
E. 桃红四物汤

(91 ~ 93 题共用题干)

患者，女，25 岁，已婚。近 6 个月经来无期，经量时多时少，经期延长或时出时止，此次停经 2 个月后突然月经量多如泉涌，经色暗，有血块，伴有小腹疼痛或胀痛，舌质紫暗，舌尖有瘀点，脉弦细。

91. 其诊断是
A. 虚热型崩漏
B. 肾阳虚型崩漏
C. 脾虚型崩漏
D. 血瘀型崩漏
E. 实热型崩漏

92. 其治法是
A. 活血化瘀，固冲止血
B. 清热凉血，固冲止血
C. 养阴清热，固冲止血
D. 温肾益气，固冲止血
E. 补气摄血，固冲止崩

93. 治疗应首选的方剂是
A. 上下相资汤
B. 逐瘀止血汤
C. 清热固经汤
D. 固本止崩汤
E. 右归丸

(94 ~ 96 题共用题干)

患者，女，32 岁。产后肢体关节疼痛，屈伸不利，得热痛减，伴有恶寒怕风，舌苔薄白，脉濡细。

94. 其诊断是
A. 痹证
B. 痿证
C. 产后身痛
D. 产后郁冒
E. 产后血劳

95. 其辨证是
A. 血虚证
B. 风寒证
C. 血瘀证
D. 肾虚证
E. 气虚证

96. 治疗应首选的方剂是
A. 养荣壮肾汤
B. 身痛逐瘀汤
C. 黄芪桂枝五物汤
D. 独活寄生汤
E. 九味羌活汤

(97 ~ 99 题共用题干)

患者，女，24 岁。妊娠 20 周，阴道少量流血，色淡红，质稀薄，小腹空坠而痛，腰酸，面色㿠白，心悸气短，神疲肢倦，舌淡，苔薄白，脉细弱略滑。

97. 其诊断是
A. 胎漏
B. 胎动不安
C. 妊娠腹痛
D. 堕胎
E. 滑胎

98. 其治法是
A. 补气养血，固肾安胎
B. 补肾健脾，益气安胎
C. 活血化瘀，佐以益气
D. 补肾健脾，固冲安胎
E. 补肾填精，固冲安胎

99. 治疗应首选的方剂是
A. 滋肾育胎丸
B. 寿胎丸
C. 胎元饮
D. 保阴煎
E. 桂枝茯苓丸

（100～102 题共用题干）

患儿，男，2 岁。脘腹胀满，按之痛甚，嗳腐吞酸，不思乳食，腹泻，呕吐，吐物酸馊，矢气频作，大便秽臭，夜卧不安，时时啼哭，舌红，苔厚腻，脉沉滑，指纹紫滞。

100. 其诊断是
A. 腹痛，腹部中寒
B. 腹痛，乳食积滞
C. 腹痛，胃肠热结
D. 腹痛，脾胃虚寒
E. 腹痛，气滞血瘀

101. 其治法是
A. 温中散寒，理气止痛
B. 消食导滞，行气止痛
C. 通腑泻热，行气止痛
D. 温中理脾，缓急止痛
E. 活血化瘀，行气止痛

102. 治疗应首选的方剂是
A. 香砂平胃散
B. 大承气汤
C. 养脏汤
D. 小建中汤
E. 少腹逐瘀汤

（103～105 题共用题干）

患儿，男，6 岁。睡后经常遗尿，醒后方觉。平素经常感冒，面色少华，少气懒言，纳差，大便溏薄，舌质淡红，苔薄白，脉沉无力。

103. 其辨证是
A. 肾气不足证
B. 脾肾气虚证
C. 肝经湿热证
D. 肺脾气虚证
E. 心肾失交证

104. 其治法是
A. 补肺益脾，固涩膀胱
B. 清热利湿，泻肝止遗
C. 温补肾阳，固涩膀胱
D. 清心滋肾，安神固脬
E. 温补脾肾，升提固摄

105. 治疗应首选的方剂是
A. 补中益气汤合缩泉丸
B. 交泰丸合导赤散
C. 龙胆泻肝汤

D. 缩泉丸
E. 菟丝子散

（106～108 题共用题干）

患儿，男，10 岁。平素嗜食肥甘厚味，多动多语，烦躁不宁，冲动任性，难以制约，注意力不集中，懊侬不眠，纳少口苦，便秘尿赤，舌红，苔黄腻，脉滑数。

106. 其诊断是
A. 狂证
B. 痫病
C. 急惊风
D. 抽动障碍
E. 注意力缺陷多动障碍

107. 其辨证是
A. 心脾两虚证
B. 气郁化火证
C. 阴虚风动证
D. 痰火内扰证
E. 肝肾阴虚证

108. 治疗应首选的方剂是
A. 黄连温胆汤
B. 甘麦大枣汤
C. 杞菊地黄丸
D. 清肝达郁汤
E. 大定风珠

B_1 型选择题

答题说明

以下提供若干组考题，每组考题共用在考题前列出的 A、B、C、D、E 五个备选答案。请从中选择一个与问题关系最密切的答案。每个备选答案可能被选择一次、多次或不被选择。

（109～110 题共用备选答案）
A. 5% 碘酒
B. 紫金锭磨水外涂
C. 肥皂水
D. 1：（5000～8000）高锰酸钾溶液
E. 1：10 聚维酮碘溶液
109. 桑毛虫皮炎的外治，应选用
110. 蜂螫皮炎的外治，应选用

（111～112 题共用备选答案）
A. 邪气偏盛
B. 阴阳失调
C. 阴毒结聚
D. 正气不足
E. 经络阻塞
111. 形成瘤的主要病机是
112. 形成岩的主要病机是

（113～114 题共用备选答案）
A. 内发丹毒
B. 赤游丹毒
C. 流火
D. 抱头火丹
E. 类丹毒
113. 躯干部皮肤突然发红成片，色如丹涂的疾病称为
114. 手指被鱼虾之刺划破皮肤后，局部红

斑，无明显全身症状的疾病称为

（115～116 题共用备选答案）

A. 龙胆泻肝汤

B. 当归饮子

C. 消风散

D. 桃红四物汤

E. 竹叶石膏汤

115. 治疗牛皮癣肝郁化火证，应首选的方剂是

116. 治疗牛皮癣风湿蕴肤证，应首选的方剂是

（117～118 题共用备选答案）

A. 肢体水肿

B. 肤温升高

C. 臁疮

D. 肤温降低

E. 肤色紫暗

117. 股肿的主要表现是

118. 脱疽早期的主要表现是

（119～120 题共用备选答案）

A. 麻黄桂枝各半汤

B. 消风散

C. 防风通圣散

D. 当归饮子

E. 二仙汤

119. 治疗瘾疹风热犯表证，应首选的方剂是

120. 治疗瘾疹风寒束表证，应首选的方剂是

（121～122 题共用备选答案）

A. 龙胆泻肝汤

B. 阳和汤

C. 知柏地黄汤

D. 丹栀逍遥散

E. 托里消毒散

121. 治疗阴痒肝经湿热证，应首选的方剂是

122. 治疗阴痒肝肾阴虚证，应首选的方剂是

（123～124 题共用备选答案）

A. 加减一阴煎

B. 调肝汤

C. 保阴煎

D. 归肾丸

E. 右归丸

123. 肝肾不足型闭经的最佳选方是

124. 肝肾虚损型痛经的最佳选方是

（125～126 题共用备选答案）

A. 宜清宜利

B. 宜升宜燥

C. 宜补宜涩

D. 宜泻宜通

E. 宜凉宜宣

125. 带下病治脾当

126. 带下病治肾当

（127～128 题共用备选答案）

A. 当归芍药散

B. 少腹逐瘀汤

C. 逍遥散

D. 桂枝茯苓丸合寿胎丸

E. 胶艾汤

127. 治疗妊娠腹痛气滞证，应首选的方剂是

128. 治疗妊娠腹痛虚寒证，应首选的方剂是

（129～130 题共用备选答案）

A. 逍遥丸
B. 血府逐瘀汤
C. 天仙藤散
D. 八物汤
E. 柴胡疏肝散

129. 治疗经行浮肿所致的气滞血瘀证，应首选的方剂是

130. 治疗子肿气滞证，应首选的方剂是

（131 ~132 题共用备选答案）

A. 银甲丸
B. 仙方活命饮
C. 大黄牡丹汤
D. 五味消毒饮
E. 桂枝茯苓丸

131. 治疗急性盆腔炎湿热瘀结证，应首选的方剂是

132. 治疗慢性盆腔炎湿热瘀结证，应首选的方剂是

题共用备选答案）

银翘马勃散
牛蒡甘桔汤
C. 养阴清肺汤
D. 大青龙汤
E. 荆防败毒散

133. 治疗乳蛾热毒炽盛证，应首选的方剂是

134. 治疗哮喘外寒内热证，应首选的方剂是

（135 ~136 题共用备选答案）

A. 出生后断脐到满 28 日
B. 出生后到满 1 周岁
C. 1 ~3 岁
D. 3 ~7 岁
E. 7 ~12 岁

135. 婴儿期是

136. 幼儿期是

（137 ~138 题共用备选答案）

A. 沙参麦冬汤
B. 六君子汤
C. 增液汤
D. 二陈汤
E. 生脉饮

137. 治疗阴虚咳嗽证，应首选的方剂是

138. 治疗肺炎喘嗽阴虚肺热证，应首选的方剂是

（139 ~140 题共用备选答案）

A. 补肾地黄丸
B. 六味地黄丸
C. 金匮肾气丸
D. 大补阴丸
E. 保元汤

139. 治疗肾精薄弱证胎怯，应首选的方剂是

140. 治疗脾肾两虚证胎怯，应首选的方剂是

（141 ~142 题共用备选答案）

A. 2 月龄
B. 4 月龄
C. 6 月龄
D. 8 月龄
E. 10 月龄

141. 正常小儿开始会爬的月龄一般是

142. 正常小儿开始会独坐的月龄一般是

（143 ~144 题共用备选答案）

A. 胎产史
B. 喂养史
C. 生长和发育史

D. 预防接种史

E. 家族史

143. 当小儿出现脾胃病时，应特别注意询问的是

144. 需要与传染病鉴别时，应特别注意询问的是

（145～146 题共用备选答案）

A. 肝郁气滞

B. 营卫不通

C. 营血亏虚

D. 气虚、血热、血瘀

E. 脾肾两虚

145. 产后身痛的病机主要是

146. 产后恶露不绝的常见病因是

（147～148 题共用备选答案）

A. 眼镜蛇

B. 竹叶青蛇

C. 蝰蛇

D. 烙铁头蛇

E. 银环蛇

147. 属于神经毒类的毒蛇是

148. 属于混合毒类的毒蛇是

（149～150 题共用备选答案）

A. 面色苍白，唇甲色淡，头晕心悸

B. 面色苍黄，纳呆消瘦，大便不调

C. 面色苍白，头晕目涩，四肢震颤

D. 面色㿠白，精神萎靡，四肢不温

E. 面色苍白，形体消瘦，发黄稀疏

149. 营养性缺铁性贫血肝肾阴虚证症见

150. 营养性缺铁性贫血心脾两虚证症见

第四单元参考答案

1. A	2. E	3. C	4. B	5. C	6. C	7. C	8. C	9. C	10. B
11. A	12. A	13. E	14. A	15. D	16. A	17. D	18. A	19. B	20. A
21. D	22. A	23. B	24. B	25. D	26. A	27. E	28. A	29. B	30. B
31. A	32. A	33. D	34. D	35. A	36. A	37. A	38. A	39. A	40. C
41. A	42. D	43. E	44. D	45. D	46. A	47. C	48. C	49. C	50. C
51. D	52. B	53. C	54. D	55. B	56. D	57. D	58. E	59. A	60. C
61. A	62. A	63. B	64. E	65. D	66. E	67. A	68. E	69. D	70. A
71. B	72. B	73. C	74. D	75. D	76. D	77. C	78. B	79. B	80. C
81. E	82. B	83. B	84. A	85. E	86. B	87. C	88. A	89. D	90. B
91. D	92. A	93. B	94. C	95. B	96. D	97. B	98. A	99. C	100. B
101. B	102. A	103. D	104. A	105. A	106. E	107. D	108. A	109. A	110. B
111. A	112. D	113. A	114. E	115. A	116. C	117. A	118. D	119. B	120. A
121. A	122. C	123. D	124. B	125. B	126. C	127. C	128. E	129. D	130. C
131. B	132. A	133. B	134. D	135. B	136. C	137. A	138. A	139. A	140. E
141. D	142. C	143. B	144. D	145. C	146. D	147. E	148. A	149. C	150. A